SHIPIN YINGYANG JIANKANG CHANYE
CHUANGXIN FAZHAN
ZHANLÜE YANJIU

食品营养健康产业创新发展战略研究

以北京为例

中粮营养健康研究院　编著

U0342827

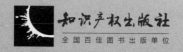

知识产权出版社

全国百佳图书出版单位

图书在版编目（CIP）数据

食品营养健康产业创新发展战略研究：以北京为例／中粮营养健康研究院编著.

—北京：知识产权出版社，2017.10

ISBN 978－7－5130－5185－9

Ⅰ. ①食…　Ⅱ. ①中…　Ⅲ. ①食品营养—医疗保健事业—发展战略—研究—北京

Ⅳ. ①R199.2

中国版本图书馆 CIP 数据核字（2017）第 240151 号

责任编辑：唱学静　　　　　　　　　责任校对：谷　洋

封面设计：SUN 工作室　韩建文　　　责任出版：刘译文

食品营养健康产业创新发展战略研究——以北京为例

中粮营养健康研究院　编著

出版发行：知识产权出版社 有限责任公司		网　　址：http：//www.ipph.cn	
社　　址：北京市海淀区气象路 50 号院		邮　　编：100081	
责编电话：010－82000860 转 8112		责编邮箱：ruixue604@163.com	
发行电话：010－82000860 转 8101/8102		发行传真：010－82000893/82005070/82000270	
印　　刷：北京嘉恒彩色印刷有限责任公司		经　　销：各大网上书店、新华书店及相关专业书店	
开　　本：720mm×1000mm　1/16		印　　张：13.25	
版　　次：2017 年 10 月第 1 版		印　　次：2017 年 10 月第 1 次印刷	
字　　数：170 千字		定　　价：42.00 元	

ISBN 978－7－5130－5185－9

本书编委会

顾　问：孙宝国（北京工商大学，院长、中国工程院院士）

主　任：张　虹（北京市科学技术委员会，副巡视员）

副主任：

　　牛兴和（中粮营养健康研究院，总工程师）

　　张　平（北京市科学技术委员会科技发展处，处长）

　　郭　斐（中粮营养健康研究院消费者与市场研究中心，副主任）

委　员：

　　王伟娟（北京市科学技术委员会科技发展处，主管工程师）

　　于跃波（中粮营养健康研究院消费者与市场研究中心，高级经理）

　　于明璐（中粮营养健康研究院消费者与市场研究中心，研究专员）

　　卞　祺（中粮营养健康研究院消费者与市场研究中心，研究专员）

　　董笑晨（中粮营养健康研究院消费者与市场研究中心，研究专员）

　　宗　蕊（中粮营养健康研究院消费者与市场研究中心，研究专员）

　　荣　怡（中粮营养健康研究院消费者与市场研究中心，研究专员）

　　牛　羿（中粮营养健康研究院消费者与市场研究中心，研究专员）

　　王　霰（中粮营养健康研究院消费者与市场研究中心，研究专员）

　　曲锴锐（中粮营养健康研究院消费者与市场研究中心，研究专员）

　　赵　芃（中粮营养健康研究院消费者与市场研究中心，研究专员）

　　王　利（中粮营养健康研究院科技开发部，高级经理）

　　陈历水（中粮营养健康研究院品牌食品研发中心，技术总监）

　　应　剑（中粮营养健康研究院营养与代谢中心，高级研究员）

　　陈　然（中粮营养健康研究院营养与代谢中心，研究员）

　　郭　敏（中粮营养健康研究院知识管理中心，经理）

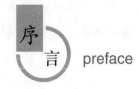

序言 preface

改革开放以来，我国经济经历了 30 余年的快速发展。随着生活水平的不断提高，我国居民的饮食观念已从"吃饱"转变为"吃好"。但高糖、高盐、高脂肪类食品的过量摄入，也使得营养健康问题日益凸显，肥胖、心脑血管疾病、糖尿病等慢性疾病的患病人数剧增。当前，居民对食品的营养健康需求不断增加，需要传统的食品产业向营养健康产业化方向发展。我国在《"健康中国 2030"规划纲要》中，已将国民健康上升为国家战略，旨在建立以保障民生为基础，以居民营养健康需求为主导，以科技创新为驱动，以消费升级趋势为新产品开发方向，贯穿第一、第二、第三产业，形成全面、系统的产业格局。大力发展食品营养健康产业对于提升国民身体素质、保持我国经济持续稳定健康发展，具有十分重要的战略意义。

北京，作为世界瞩目的国际化大都市，担负着改善 2170 多万居民营养健康状况的重任，也需要满足营养健康食品的巨大市场需求。在食品营养健康方面，北京拥有雄厚的科技力量和创新能力、品类丰富的食品市场供应、产品档次和偏好需求多样化的食品消费群体以及一批享誉盛名的骨干食品企业等优势，但也面临着资源与环境的较强制约、生产企业外迁的政策要求、居民消费缺乏正确引导、营养健康知识普及教育不足等现实问题。所以，北京的食品营养健康产业创新发展并不是一个或几个独立的方面，而是涉及以农业为基础的营养健康食品原料产业、食品加工业、食品装备制造业、食品物流服务业、终端销售、消费者等环节，以及食品营养健康相关的教育服务、培训服务、技术输出服务、咨询服务、检测服务等行业，共同构建成现代食品营养与健康产业体系。

中粮营养健康研究院消费者与市场研究中心的研究人员在分析国内外食品营养健康产业的发展历程，总结产业发展经验教训的基础上，阐述了食品营养健康产业的范畴和特征，并对食品营养健康产业结构和产业链进行了科学梳理。通过走访北京食品重点行业及企业，从发展阶段、立法、产品沿革、科技发展、产业布局、市场情况等方面分析了北京食品营养健康产业的发展历程和现状，并通过定量调查对北京居民食品营养健康认知、需求与消费行为等方面进行了研究分析。基于上述分析，本书对北京食品营养健康产业发展提出了京津冀一体化下的食品营养健康产业布局、闭环双循环产业发展模式、建设信息平台、产业商业模式创新、塑造优质品牌、建设产业聚集区等建议，具有创新性和前瞻性。

本书第一次站在北京地区的发展战略角度，对食品营养健康产业进行系统分析，提出了一些新观点、新思路和针对性举措，对北京制定食品营养健康产业创新发展战略、产业政策具有重要的借鉴作用。希望本书的出版能够为食品营养健康产业的发展提供参考。

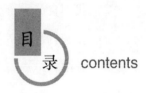

目 录 contents

第 1 部分　食品营养健康产业创新发展概况

第1部分

食品营养健康产业
创新发展概况

C hapter 1
第 1 章

导　论

1.1　食品营养健康产业创新发展战略的研究背景

1.1.1　国家战略要求

中国经济经过 30 多年的快速发展，已经进入增长速度换挡期、结构调整期。自 2014 年开始，我国经济与社会发展进入前期政策消化期的"新常态"，我国产业结构优化和转型升级以及由工业主导向服务业主导加快转变的趋势更加明显，这也带动了国民生活水平的不断提高。国民对营养健康的关注度逐渐提升，进一步推动了我国食品营养健康领域的研究与发展。大力发展食品营养健康产业可以有效促进就业增收，提升国民身体素质，并保持我国经济持续稳定健康发展，因此具有十分重要的战略意义。

自 1978 年改革开放以来，我国社会经济持续快速发展，城乡居民收入水平不断提高。自 2012 年起，我国国民经济增长水平逐渐放缓，从 2012 年到 2015 年，经济增长速度同比下降分别为 8.03%、0.28%、1.97% 和 6.75%，呈阶段性持续下降趋势。2012 年，中国共产党第十八次全国代表大会提出，"2020 年中国 GDP 总量要比 2010 年提高一倍，人均可支配收入比 2010 年增长一倍"。实现经济增长计划离不开新兴产业带动，食品营养健康产业正是其中很重要的一个产业。

习近平总书记指出，健康是促进人的全面发展的必然要求，是经济社会发展的基础条件，是民族昌盛和国家富强的重要标志，也是广大人民群众的共同追求。2013 年，国务院《关于促进健康服务业发展的若干意见》中提到，预计到 2020 年，我国健康服务业总产值将达到 8 万亿元。2014 年发布的《中国食物与营养发展纲要（2014—2020 年）》中明确提出，要充分发挥市场机制作用，以现代营养理念来引导食品的消费，形成以营养为先导的现代食品产业体系。2015 年 10 月，十八届五中全会提出推进"健康中国"建设，明确了卫生与健康工作在战略全局中的重要地位。会上习近平总书记指出要以普及健康生活、优化健康服务、完善健康保障、建设健康环境、发展健康产业为重点；加快推进健康中国建设；努力给予人民健康全方位、全周期的保障。2016 年10 月，中共中央、国务院发布了《"健康中国 2030"规划纲要》，这是今后 15 年推进健康中国建设的行动纲领。诸多利好政策为我国食品营养健康产业提供了难得的发展机遇。食品营养健康产业、健康服务产业及医疗卫生行业的共同发展对于提高居民生活品质和社会良性发展有着重大而深远的意义。2005—2014 年中国国内生产总值变化情况如图 1 – 1 所示。

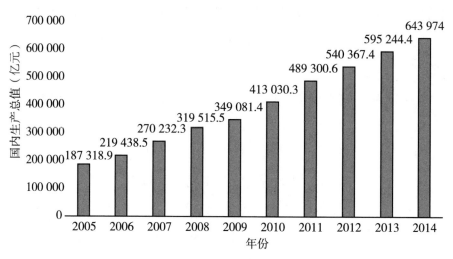

图 1 – 1　2005—2014 年中国国内生产总值变化情况
资料来源：国家统计局。

与此同时，世界食品营养健康产业发展迅猛，行业竞争异常激烈，高新技术及其引领的新兴产业成为世界各国争夺的制高点。食品与人口、环境、能源一起被列为当今国际经济和社会发展的四大战略研究主题之一，可见食品产业在国民经济中占据重要地位，与人口的健康发展紧密相关。美国经济学家保罗·皮尔泽在《财富第五波》中提到，21世纪我们将进入"营养健康时代"，以食品、医疗医药和健康服务为主体的健康产业将成为继 IT 产业之后的"财富第五波"，其将是世界各国激烈竞争的重要领域之一。

1.1.2　产业转型升级需要

目前我国传统的食品产业仍然以低技术、低效高能耗、低利润的生产特点为主，如我国干制食品吨产品耗电量是发达国家的 2~3 倍，甜菜糖吨耗水量是发达国家的 5~10 倍，罐头食品耗水量为日本的 3 倍，发酵工业的废水排放量占全国总量的 2.3%。高能耗、高排污带来了严重的环境问题和资源浪费，阻碍了食品产业的健康、可持续发展，产业亟待向高技术、绿色节能、高收益的方向转型升级。

国民健康意识的提升促使传统食品产业向食品营养健康产业转型。2015 年的食品营养与健康国际论坛中，中外食品科技专家就未来食品工业的"健康转型"及我国食品工业将要面临的机遇和挑战进行了深入的探讨。随着我国人口老龄化的加速和防治慢性疾病任务的加重，公众对营养健康的关注程度越来越高，通过食品满足健康需求的方式越来越被消费者所接受，均衡膳食和营养健康的生活理念渐成社会潮流。食品消费进一步多样化，营养健康食品有着广阔发展空间。

当前是中国的健康服务业、食品营养健康产业及保健产业发展最快速的时期。据不完全统计，2015 年食品营养健康产业的产值已达到 6 万亿元人民币，年均复合增长率 20%，市场前景巨大。以其中的保健食品行业为例，2009 年我国保健食品的市场规模为 387 亿元人民币，到 2014 年增至 1858 亿元人民币，2009—2014 年年均复合增长率达 12.8%。根据预测，中国保健食品市场会在 2015—2020 年以 7.9% 的年均复合增长率扩张。尽管如此，2014 年，我国保健食品消费的渗透率只有 20%，与美国的 89% 以及日本的 70% 相比，仍有较大差距。整体上来看，食品营养健康产业蕴含着巨大的商机。在未来发展过程中，传统食品产业结构将面临新一轮的重大调整。

根据全球知名市场调研公司 PMR（Persistence Market Research）对于营养健康产业及相关产品的市场研究与发展预测，预计到 2020 年，全球营养健康产业市场需求总额将达到 2189 亿美元。其中针对专业人员的营养品市场达 1245 亿美元，针对肥胖患者的营养品市场达 448 亿美元，特定元素补充剂市场达 10 亿美元，临床营养补充剂市场达 486 亿美元。可见，不仅对于中国市场，营养健康产业在全球市场中也具有巨大的发展潜力。

面对这一潜力巨大的市场，如何研发和生产更安全、更符合市场需要的营养健康产品是我国食品营养健康产业发展的关键，同时，这一过程中需要以产业结构的转型升级来推动食品营养健康产业的创新发展。此外，经济社会的快速发展极大地影响了居民的食品消费结构，这也促使传统的食品产业从最初的保障民生供给向多样化、个性化供应发展，以实现向健康中国发展的目标。

1.1.3 人民营养健康需求

随着现代生活节奏的加快，民众较低的营养健康意识和长期不良的饮食习惯使得我国居民的健康问题日益凸显。《中国居民营养与慢性病状况报告（2015 年）》指出，在各种慢性病中，高血压、糖尿病、慢性阻塞性肺病在全国 18 岁及以上成年人中的患病率分别为 25.2%、9.7%

和 9.9%，癌症发病率年平均增长约 4%，2013 年发病率为 235/10 万。2012 年全国居民慢性病死亡率为 533/10 万，占总死亡人数的 86.6%。心脑血管病、癌症和慢性呼吸系统疾病为主要死因，占总死亡率的 79%。北京地区居民的慢性疾病死亡状况也不容乐观（见图 1-2）。2014 年北京户籍居民因疾病死亡的患者中，死于癌症的占 27.1%，心脏病占 25.4%，脑血管疾病占 20.7%，呼吸系统疾病占 10.1%。可以看出，2014 年北京居民的主要死因也是心脑血管疾病、癌症和慢性呼吸系统疾病，占北京居民总死亡率的 83.3%，比上述 2012 年全国的情况更加严重。另外，由于膳食结构不合理而引起的肥胖、心脑血管疾病、糖尿病等慢性非传染性疾病数量剧增。北京地区居民肥胖问题越来越严重。2013—2014 学年度北京市中小学生肥胖检出率为 15.6%，与上一学年度相比上升 2.6%。肥胖儿童空腹血糖异常的检出率接近 7 成，是 10 年前的 5 倍。北京 18~79 岁常住居民肥胖率达到 21.9%，其中，30~39 岁男性肥胖率最高，达到 30.3%。此外，还有 32% 的北京市民认为自己存在亚健康问题，该数据在全国城市中排名第二，仅次于上海。由于城市化带来的生活节奏快、工作压力大等问题会引发北京居

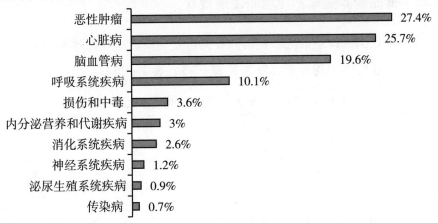

图 1-2　2015 年北京市居民主要死亡疾病构成

资料来源：2015 年北京市卫生与人群健康状况报告。

民更多的健康顾虑，进而会推动营养健康食品市场的进一步发展。除了老年、肥胖、三高人群以外，运动人群、儿童、女性等也是具有明显的营养健康需求的消费人群，在北京市场也体现得格外明显。

2015 年我国 60 岁及以上人口达到 2.22 亿人，占总人口的 16.15%。预计到 2020 年，老年人口将达到 2.48 亿人，老龄化水平达到 17.17%，其中 80 岁以上老年人口将达到 3067 万人；2025 年，60 岁以上人口将达到 3 亿人，我国将成为超老年型国家。按照国际上将 60 岁以上老年人口占人口总数的 10% 来定义老龄化社会，我国已步入老龄化社会。就北京市而言，2015 年 60 岁以上老年人口 340.5 万人，占常住人口的 15.6%。这也导致了慢性非传染性疾病发病率呈逐渐上升趋势。我国居民的营养健康面临巨大的挑战，这促使我国食品消费从享受型逐步向健康型转变，从"吃饱、吃好"向"吃得安全，吃得健康"转变。食品的安全、营养、健康成为我国国民食品消费的重要考虑因素。

1.2 食品营养健康产业创新发展现状

由于我国人口基数大，我国的食品行业规模无论在国际同行业中还是国内行业整体中均处于首位（见表 1 - 1、表 1 - 2）。

表 1 - 1　2014 年世界上主要经济体食品工业概况

国家和地区	主营业务收入 （折合万亿元人民币）	出口额 （亿美元）	从业人员 （万人）
中国	10.89	603	700
美国	6.1	595	161
欧盟	8.2	—	—
日本（2013 年）	2.0	40.9	114

资料来源：中国食品安全报。

表 1-2 2015 年我国主要工业门类规模以上工业企业主营业务收入

单位：万亿元

工业门类	规模以上企业主营业务收入
食品工业	11.4
计算机、通信和其他电子设备制造	9
化工	8.4
纺织	7
汽车	7
电力	5.5

资料来源：中国食品安全报。

2015 年我国食品营养健康产业产值超过 1 万亿元人民币，年均复合增长率大约为 20%。同时，食品营养健康产业中子行业同步保持较好较快增长。以保健食品为例，市场规模由 2009 年的 37 亿元增长至 2014 年的 1858 亿元。据不完全统计，截至 2014 年 11 月，中国保健食品的批文总数为 14 435 个，生产企业达到 2600 余家。2014 年共有 1228 个国产功能食品通过审批。

北京市作为首都，是全国政治中心、文化中心、国际交流中心、科技创新中心。目前常住人口约 2170 万人。北京聚集了 61% 的国家重点农业实验室，约 24% 的涉农国家工程技术研究中心，拥有 29 家涉农科研院所和高等院校，涉农科研机构、高校科技人员近 2 万人，汇集了 30% 的中国工程院农业学部院士。北京坐拥以中国农业大学、北京工商大学、北京大学医学部等为代表的食品、营养、卫生等领域的国内一流大学，以及中国农业科学院、中国食品工业发酵研究院为代表的一批食品营养健康相关的科研院所，同时也有像中粮集团、同仁堂等与营养健康相关的食品药品企业，先天的资源优势使其具有良好的技术创新环境和创业氛围。经过近三十年的发展，北京营养健康食品产业持续稳步发展，但在发展的同时仍面临着一些制约因素，如基础研究不足、技术缺口限制产品创新、消费者营养健康需求和知识不对称等。

北京是全国最重要的消费市场之一，产品销量大、品种多、渠道多样，并且在北京市自身的科研和创新优势下，食品行业得以快速发展，但就食品营养健康产业而言，存在知名企业少、拳头产品较少、企业规模偏小、产业大而不强、产品功能和形态较单一、创新程度不高、市场推广和消费者教育水平较弱等问题。以保健食品为例，北京市注册的产品条数为 2260 条，占全国注册数量（15 646 条）的 14%，是上海的 2.5 倍，广州的 3.1 倍。然而，目前全国市场上常见的保健品单品只有 1000 余种，这说明存在一定的倒挂现象。《中国食物与营养发展纲要（2014—2020 年）》中明确指出要坚持生产与消费协调发展，逐步形成以营养需求为导向的现代食物产业体系，要加快建设产业特色明显、集群优势突出、结构布局合理的现代食品加工产业体系，形成一批品牌信誉好、产品质量高、核心竞争力强的大中型食品加工及配送企业。到 2020 年，传统食品加工程度大幅提高，食品加工技术水平明显提升，全国食品工业增加值年均增长速度保持在 10% 以上。传统食品的工业化改造加快，推进了农产品综合开发与利用。现如今，食品营养界的创新创业企业如雨后春笋般成立，它们必须明确发展方向，并且在正确的战略指导下，保持企业的创新活力。

1.3 食品营养健康产业创新发展战略的研究意义

本书通过查阅相关资料，分析行业、产业数据，研究国内外产业发展现状，重点对北京市食品营养健康产业的实际情况进行了深入剖析，结合北京市现有食品营养健康产业资源条件和产业发展基础，对北京市食品营养健康产业发展的优势与劣势、机遇与威胁做出分析判断，有针对性地提出明确的创新发展战略和实施措施，为制订北京市食品营养健康产业发展规划提供科学依据和政策建议。

食品营养健康产业的创新性发展在促进就业增收，推动新型工业化、信息化、城镇化、农业现代化同步发展，促进我国经济持续稳定健康发展等方面具有十分重要的战略意义，并为保障国民营养健康、增强国民身体素质、预防慢性疾病以及政府指导、企业创新等方面提供参考意见。

1.4 食品营养健康产业创新发展战略的主要内容

本书的主要内容包括以下三个部分：第 1 部分是食品营养健康产业创新发展概况，第 2 部分是北京食品营养健康产业发展现状分析，第 3 部分是北京食品营养健康产业创新发展战略规划。

第 1 部分食品营养健康产业创新发展概况包括导论，介绍了食品营养健康产业创新发展战略的研究背景、意义、主要内容和研究方法；食品营养健康产业概述部分，分析了食品营养健康产业的定义、发展特征、发展原则以及产业链和产业结构；国内外食品营养健康产业方面，介绍了美国、欧盟、日本、澳大利亚、新西兰及我国的食品营养健康产业发展历程，分析了它们各自的优势和特点；然后着重分析了北京地区的食品营养健康产业发展历程。

第 2 部分北京食品营养健康产业现状分析，主要从北京食品营养健康产业生产现状、居民食品营养健康需求、创新技术发展、市场现状等几方面进行分析，包括的主要内容有：第一，当前的生产模式和生产布局，通过北京当地的知名食品企业生产基地和食品生产聚集区来分析北京食品营养健康产业的生产特点；第二，北京居民食品营养健康需求分析，从营养健康认知和消费行为两方面分析其需求现状；第三，北京食品营养健康产业创新技术发展分析部分，包括对基础研究技术创新、前沿技术创新、关键技术创新等情况进行调研，同时对人才队伍建设情况和研发基地现状进行走访，总结北京食品营养健康产业产学研的特点；第四，北京食品营养健康产业市场现状部分，分析北京居民的食品消费市场情况，收集并分析北京市场上的营养健康食品品类、营养特性的相关信息，在此基础上，分析了北京食品营养健康产业的发展方向。

第3部分北京食品营养健康产业创新发展战略规划包括北京食品营养健康产业创新发展的战略构想部分，分为发展基础、产业定位、战略目标、发展原则、支撑条件和发展对策；北京食品营养健康产业创新发展的战略规划部分，包括京津冀协同发展布局战略规划，北京食品营养健康产业创新发展模式，以及技术创新、组织创新、产品创新、商业模式创新等一系列创新发展规划；最后根据北京的城市特点，提出包括评价审批、知识产权保护、消费引导和知识普及等与北京食品营养健康产业发展相关的政策与法规建议。

参考文献：

1. 习近平首次系统阐述"新常态"［N/OL］. http://news. xinhuanet. com/politics/2014 – 11/10/c_127195118. htm［2014 – 11 – 10］.

2. 习近平. 关于《中共中央关于制定国民经济和社会发展第十三个五年

规划的建议》的说明 [N/OL]. http://news. xinhuanet. com/fortune/2015 – 11/03/c_1117029621. htm[2015 – 11 – 03].

3. 国务院关于促进健康服务业发展的若干意见 [EB/OL]. http://www. sdpc. gov. cn/zcfb/zcfbqt/201310/t20131014_562308. html[2013 – 09 – 28].

4. 国务院办公厅关于印发中国食物与营养发展纲要（2014—2020 年）的通知 [N/OL]. http://www. gov. cn/zwgk/2014 – 02/10/content_2581766. htm[2014 – 02 – 10].

5. 推进健康中国建设 [N/OL]. http://news. xinhuanet. com/health/2015 – 11/13/c_128424742. htm[2015 – 11 – 11].

6. ［美］保罗·皮尔泽. 财富第五波 [M]. 王永编译. 长春：吉林大学出版社，2004.

7. 食品营养与健康产业受全球瞩目 [N/OL]. http://www. cnfood. cn/n/2015/1111/71219. html[2015 – 11 – 11].

8. 2015 年中国营养与保健食品产值达到 6 万亿元 [N/OL]. http://www. askci. com/news/chanye/2015/07/22/16253137ku. shtml[2015 – 07 – 11].

9. 李辉尚. 基于营养目标的中国城镇居民食物消费研究 [D]. 北京：中国农业科学院，2015.

10. Nasdaq Globe Newswire. Global Nutrition and Supplements Market：History，Industry Growth，and Future Trends by PMR [R/OL]. http://globenewswire. com/news – release/2015/01/27/700276/10117198/en/Global – Nutrition – and – Supplements – Market – History – Industry – Growth – and – Future – Trends – by – PMR. html[2015 – 01 – 27].

11. 食品饮料行业：掘金健康中国 布局营养健康食品 [N/OL]. http://money. 163. com/15/1028/07/B70EFHM100254IU6. html[2015 – 10 – 28].

12. 健康产业迎来难得发展机遇 营养保健食品发展空间巨大 [N/OL]. http://finance. ifeng. com/a/20150720/13850906_0. shtml[2015 – 07 – 20].

13. 国新办《中国居民营养与慢性病状况报告（2015）》新闻发布会文字实录［N/OL］. http://www. nhfpc. gov. cn/xcs/s3574/201506/6b4c0f873c174ace9f57f11fd4f6f8d9. shtml［2015－06－30］.

14. 2016 年中国人口老龄化现状：老龄化加速，中国成世界老龄人口最多国家［N/OL］. http://m. chyxx. com/view/457005. html［2016－10－15］.

Chapter 2
第2章
食品营养健康产业概述

2.1 食品营养健康产业的研究范畴

2.1.1 食品与食品产业的界定

食品的定义，从一般意义上来说，在《现代汉语词典（第六版）》中泛指可以供人食用的东西，而在《食品科学与营养百科全书》中对食品的描述更为细化，是指最终成为经过化学、生物化学和物理性质改变了质量和营养价值的产品。

从专业的角度，我国《食品工业基本术语》（GB/T 15091—1994）对食品的定义是可供人类食用或饮用的物质，包括加工食品、半成品和未加工食品，不包括烟草或只作药品用的物质。

从法律法规角度，国际上给食品下的定义也较为相近。如美国《联邦食品药品及化妆品法》中的第二条将"食品"定义为：人或动物食用或饮用的物品、口香糖、用作以上物品构成的材料。而加拿大《食品与药品法》的第二条第八款将"食品"定义为：包括经过加工、销售以及直接作为食品和饮料为人类消费的物品，口香糖和以任何目的混合在食品中的各种成分及原料。较之美国，加拿大这一定义更强调了食品的价值属性，并专指食品是对于人类而言的。此外，欧盟议会与理事会在《欧盟EC178/2002法规》中第二条将"食品"定义为不论是否加工、部分加工或者是未加工过的任何用于人类或者可能被人类摄入的物质或产品。欧盟食品定义的范畴较前两者更广。

而在我国，食品的定义根据 2015 年最新修订的《中华人民共和国食品安全法》中的第一百五十条规定，是指各种供人食用或者饮用的成品和原料以及按照传统既是食品又是中药材的物品，但是不包括以治疗为目的的物品。这一定义，较之 2009 年颁布的《食品安全法》中"按照传统既是食品又是药品的物品"的说法，将"药品"的模糊界定修改为了"中药材"。

在国际食品法典委员会 193 号法典的附录 5 中介绍了食品分类系统。主要包括：植物源性加工食品、动物源性加工食品、多种成分的加工食品及其他可食用品。

综合以上定义，在本报告中，沿用我国 2015 年版《中华人民共和国食品安全法》关于食品的定义，即各种供人食用或者饮用的成品和原料以及按照传统既是食品又是中药材的物品，但是不包括以治疗为目的的物品。

食品产业，是指以食品主导的具有连续而有组织的经济活动体系，主要包括种植业、养殖业、饲料工业、食品加工业、食品制造业、餐饮业、流通业、进出口业及相关产业如食品机械、食品包装、食品添加剂和教育、科研、检测等。

2.1.2 营养与营养产业的界定

营养一词，最早起源于《宋史·地理志》"洛邑为天地之中，民性安舒，而多衣冠旧族。然土地褊薄，迫於营养"，原意为"生计"的意思。而在《考略》当中以字义来理解，"营"是谋求，"养"是养身，营养就是"谋求养身，对人来说，就是用食物谋求养身"。到了现在，营养的词义发生改变，在《现代汉语词典（第六版）》中，营养有两个含义：一是动物或植物摄取和利用食物过程的总和，在动物中，则典型地包括摄食、消化、吸收和同化；二是有机体从外界吸取的维持生命的养分。

在《中国营养产业发展报告（2006）》中，将我国的营养产业定义为：是经济社会发展跨入新阶段后，为适应消费者全面营养、平衡营养的需要，运用营养学的基本原理和相关技术，进行营养技术开发、营养产品加工制造、营养资源开发利用和营养咨询认证服务等一系列活动的新兴产业。根据美国最具权威的《营养商务杂志》（NBJ）每年发布的《全球营养产业报告》中的定义，营养产业由营养补充剂、功能性食品、天然与有机食品和天然个人护理用品四部分组成。

我国营养产业构成主要分为以下五个方面：①与营养产品制造相关的生物技术、化工技术和食品加工技术的营养技术开发；②营养素、营养补充剂制造业，营养强化食品、营养保健/功能食品加工业，以及富营养农产品及其加工品等营养产品生产；③营养资源开发利用，如已有普通食品加工剩余物再加工成具有特殊营养食品等；④用于营养产品加工生产、试验检测专用设备的营养产品专用设备制造；⑤营养教育咨询认证服务等。

2.1.3　健康与健康产业的界定

健康（health）一词，来源于古英语，在《辞海》中对健康的定义是：人体各器官系统发育良好，功能正常，体质健壮，精力充沛，并具有良好的劳动效能的状态。而在《现代汉语词典（第六版）》中关于"健康"的解释包括两方面：一是指人体生理机能正常，没有缺陷和疾病；二是指事物情况正常，没有缺陷。

从专业角度来说，1948 年，世界卫生组织（WHO）提出健康乃是"身体上、精神上和社会适应上的完好状态，而不仅仅是没有疾病和虚弱"。1989 年，WHO 对健康的概念进行了修正，增加了道德健康的因素，认为健康是指躯体健康、心理健康、社会适应良好和道德健康，而不仅仅是指没有疾病或身体不虚弱的状态。《"健康中国2030"规划纲要》认为，随着人们对健康的认识不断发展和深化，健康的概念正在不断扩大，在生物、心理、社会、人文、经济等领域不断延伸。

健康产业是为人的健康提供产品和服务的产业。2011年的全国健康产业高峰论坛将我国的健康产业分为六大基本产业群体：第一，以医疗服务，药品、器械以及其他耗材产销、应用为主体的医疗产业；第二，以健康理疗、康复调理、生殖护理、美容化妆为主体的非（跨）医疗产业；第三，以保健食品、功能性饮品、健康用品产销为主体的传统保健品产业；第四，以个性化健康检测评估、咨询顾问、体育休闲、中介服务、保障促进和养生文化机构等为主体的健康管理产业；第五，以消杀产品、环保防疫、健康家居、有机农业为主体的新型健康产业；第六，以医药健康产品终端化为核心驱动而崛起的中转流通、专业物流配送为主体的新型健康产业。

2.1.4 食品营养健康产业的界定

营养健康产业是融合食品、农业、化学、中医药、医学、生物技术等多个行业的一个新兴产业，是为了满足各类人群营养均衡和健康的需求，依据营养学的基本原理和营养调整的科学方法，生产、销售相应的产品、技术、装备和服务的产业。

根据食品的定义，食品是各种供人食用或者饮用的成品和原料以及按照传统既是食品又是中药材的物品，但是不包括以治疗为目的的物品。食品营养健康产业中，不包括医药及相关行业，是以供人食用或者饮用的成品或原料为食品的主体，也包括保健品行业。

其次，从营养产业的界定可知，营养产业不仅仅是营养产品的加工制造，还包括营养技术开发、营养资源开发利用，以及营养咨询认证等相关服务。食品营养健康产业应不仅包括产品的生产，还应包括食品原料、营养配方、食品科学及营养学技术的研发，以及相关的服务产业等。

同时，结合健康产业的定义，不考虑医疗产品，单从食品角度来看，食品营养健康产业应包含两种职能：一是为消费者提供更符合人体健康需求的食品；二是为患有疾病或患病风险的消费者提供能够辅助他们恢复健康的食品。此外，食品营养健康产业不仅仅包含食品加工制造的相关产业，如养殖、种植行业，技术与工艺研发行业，设备制造行业等，还包括仓储物流行业，销售和食品相关的健康服务行业等。

综合上述各产业的界定和研究内容，食品营养健康产业界定为：以食品主导的，以满足人类营养均衡和健康需求为主要目标的具有连续而有组织的经济活动体系。该产业依据营养学的基本原理和营养调整的科学方法，结合食品技术创新和先进生产设备，提供产品及相关服务，用于改善居民健康状况的产业。具体来说，食品营养健康产业是以营养健康需求为导向，以食品形态为基础，以营养健康科学为指导，以高新技术为支撑，以先进设备为实现条件，包括营养健康食品原料养殖和种植，到食品加工、仓储物流、销售渠道以及相关的技术研发、生产和设备的设计与制造、咨询认证服务、消费者服务等产业或产业集群。

2.2　食品营养健康产业创新发展特征

食品营养健康产业作为经济社会发展到一个新阶段的新兴产业或多种相关产业的综合与交叉，具有以下特征。

2.2.1 衍生性

食品营养健康产业是从食品、生物、化工等行业分化、衍生出来的新兴产业，是这些行业升级换代的高级化形态。如营养强化食品加工业是从食品、医药、农业行业衍生结合和渗透形成的，既不属于传统的食品业，也不属于传统的医药业。同时，新产业的衍生具有传递放大效应。食品营养健康产业的分化衍生必然会带动、催生一系列关联、配套的新产业的生成。如为满足营养健康食品的生产特定要求而制造的专用的、系列化的加工技术、生产设备、检测仪器、包装设备，以及专门的咨询、认证服务等，形成新的专业化产业链条。

2.2.2 融合性

食品营养健康产业具有改善营养健康状况的特殊功能，同时又涉及农业、食品、机械制造、保健品、轻工业、教育、咨询等传统行业，是由这些行业中具有营养改善功能部分融合、改造、创新而成的新兴产业。正是这种融合性使营养产业与其他行业具有较强的关联度。除此之外，食品营养健康产业也涉及食品科学、农业、化学、中医药、医学、生物技术等多学科交叉，所以，在以营养健康为前提的食品相关技术研发和创新整合了多学科的知识、技术和方法，来满足产业的发展。

2.2.3 动态性

国际经验和我国的情况证明，食品营养健康产业在适应人们食品消费需求和营养结构升级的过程中产生并迅速发展。食品营养需求随社会发展进程、民众的健康状况和生命阶段、饮食及消费习惯、地域特点的变化而变化，这就使得食品营养健康产业的范围和构成带有必然的动态特征。因此，沿用或照搬国外产业分类办法，难以准确反映我国食品营养健康产业的特点；一成不变地依赖历史经验也不能满足现今社会环境和自然环境下民众的现实需求。固有的照搬和延续，都不能适应食品营养需求动态变化的客观要求。食品营养健康产业的内容和特点在产业发展的不同阶段将有所不同。

2.2.4　高技术性

营养健康食品开发和生产大量采用高技术手段，与此同时，通过对传统行业技术手段的提升和融合，将实现传统技术或单一技术无法实现的新功能和优异特性，是原有传统技术的飞跃。因此，相当部分营养健康食品的技术研发都具有跨领域技术综合集成的特点。

食品营养健康产业是需要多学科知识整合与高新技术创新的新兴产业，产业上游以品种繁多、培育方式复杂的农产品为原料，下游销售终端要面对众多消费群体的不同需求，这些情况需要政府机构、科研机构和企业的有效合作，并在销售终端的配合下，才能使得食品营养健康产业得以生存和发展。建立产学研联盟和产业基地将成为推进科技创新的一种主要手段，针对解决营养健康食品的发展瓶颈，将采取重大关键和共性技术联合攻关，同时利用我国传统资源和特色资源，鼓励开发食品营养健康功能新资源。

2.2.5　产品高附加值

作为新兴产业，食品营养健康产业在技术和产品研发方面要保持相当高的投入强度。同时，由于营养健康食品要求生产的各关联、配套环节也要加大研发投入，其生产加工过程也可能造成工艺的复杂化。此外，营养健康食品在生产、包装、储存、运输等方面具有特殊要求，也要求建立相应的专用设施。因此，营养健康产品所具有的较高的技术含量、高加工度和独特的功能，以及较高的需求弹性等特征，决定了它能够拥有比传统产品更高的附加值。

2.3 食品营养健康产业结构和产业链结构

2.3.1 食品营养健康产业结构框架

食品营养健康产业是多学科、多行业衍生、融合而成的新兴产业，是传统食品产业的升级。食品营养健康产业输出的，不仅是传统的食品品类，而是多样化的营养健康食品以及与食品营养健康相关的技术、咨询、检验、认证等服务。从产业输出的角度可分为产品和服务这两个主要维度来构建食品营养健康产业的产业结构（见图2－1）。

基于国家发展改革委公众营养与发展中心主任于小冬对于营养相关产业的外延的解读，食品营养健康产业中产品维度包括：第一，保健食品与膳食补充剂相关行业，如维生素类、矿物质类、蛋白与氨基酸类、膳食纤维及功效性提取物食品行业等；第二，"营养增减"食品类相关行业，如各种营养强化食品行业、营养素添加食品行业、低脂低热量食品行业、低糖或无糖食品行业等；第三，特膳食品相关行业，各类疾病的辅助治疗食品行业、针对各种特殊人群的专用食品行业等；第四，营养原料生产行业，如各大类营养素生产行业、各种动植物提取物生产行业、功能性活性物质生产行业、药食同源等原料生产行业等。

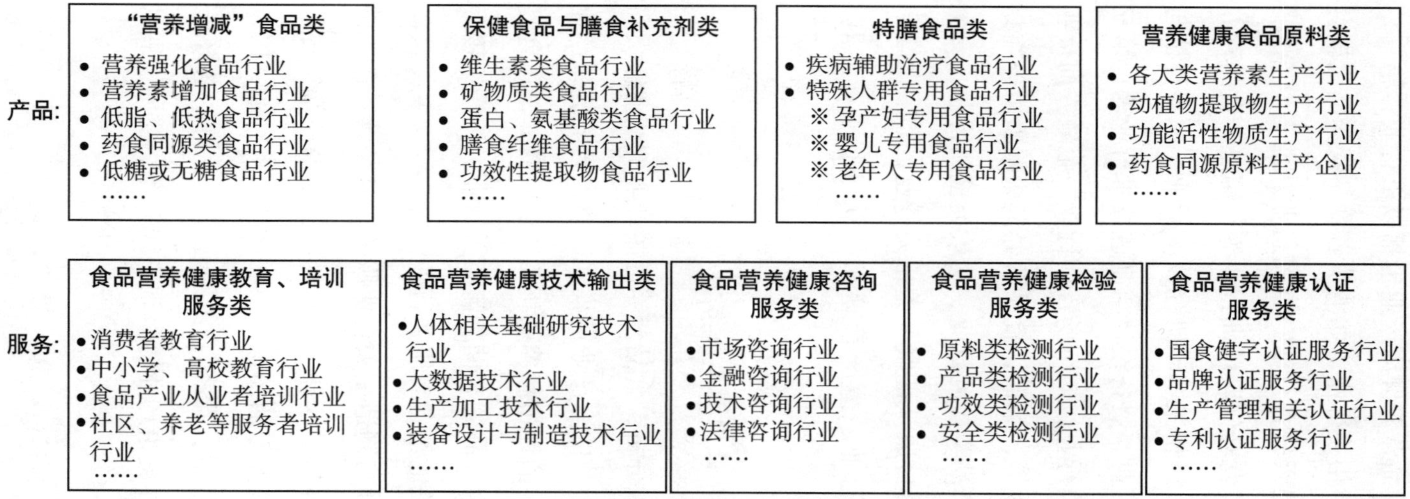

产品：

"营养增减"食品类
- 营养强化食品行业
- 营养素增加食品行业
- 低脂、低热食品行业
- 药食同源类食品行业
- 低糖或无糖食品行业
- ……

保健食品与膳食补充剂类
- 维生素类食品行业
- 矿物质类食品行业
- 蛋白、氨基酸类食品行业
- 膳食纤维类食品行业
- 功效性提取物类食品行业
- ……

特膳食品类
- 疾病辅助治疗食品行业
- 特殊人群专用食品行业
- ※孕产妇专用食品行业
- ※婴儿专用食品行业
- ※老年人专用食品行业

营养健康食品原料类
- 各大类营养素生产行业
- 动植物提取物生产行业
- 功能活性物质生产行业
- 药食同源原料生产企业
- ……

服务：

食品营养健康教育、培训服务类
- 消费者教育行业
- 中小学、高校教育行业
- 食品产业从业者培训行业
- 社区、养老等服务者培训行业
- ……

食品营养健康技术输出类
- 人体相关基础研究行业
- 大数据技术行业
- 生产加工技术行业
- 装备设计与制造技术行业
- ……

食品营养健康咨询服务类
- 市场咨询行业
- 金融咨询行业
- 技术咨询行业
- 法律咨询行业
- ……

食品营养健康检验服务类
- 原料类检测行业
- 产品类检测行业
- 功效类检测行业
- 安全类检测行业
- ……

食品营养健康认证服务类
- 国食认证服务行业
- 品牌认证服务行业
- 生产管理相关认证行业
- 专利认证服务行业
- ……

图2-1　食品营养健康产业结构框架

资料来源：中粮营养健康研究院消费者与市场研究中心。

服务维度上，食品营养健康产业包括以下行业：第一，食品营养健康教育、培训服务类相关行业，如消费者食品营养健康教育行业、中小学及高校食品营养健康教育行业、食品行业从业者营养健康培训行业、社区与养老等服务者营养健康培训行业等；第二，食品营养健康技术输出类相关行业，如人体相关基础研究技术行业、原料种植与养殖技术行业、生产加工技术行业、装备设计与制造技术行业等；第三，食品营养健康咨询服务类相关行业，如市场咨询行业、金融咨询行业、技术咨询行业、法律咨询行业等；第四，食品营养健康检验服务类相关行业，如原料类检测行业、产品类检测行业、功效类检测行业、安全类检测行业等；第五，食品营养健康认证服务类相关行业，如国食健字认证服务行业、品牌认证服务行业、生产管理相关认证行业、专利认证服务行业等。

2.3.2 食品营养健康产业链结构

从产业链角度来分析，食品营养健康产业的产业链贯穿第一、第二和第三产业，借鉴中粮的全产业链模式，食品营养健康产业的产业链包括营养健康食品原料的种植和养殖相关行业，营养健康食品的生产加工相关行业，营养健康食品的仓储物流相关行业，终端销售等相关行业以及食品营养健康相关的消费者服务行业。

此外，装备设计与制造相关行业服务于食品营养产业链的原料种植和养殖、营养健康食品生产加工、仓储物流以及终端销售环节。而关于技术、专利、方法等方面的知识产权和认证服务行业，以及食品营养健康相关的咨询服务行业，服务于食品营养产业链的各环节（见图2－2）。所以，食品营养健康产业链呈现三线并行、协同发展的结构。

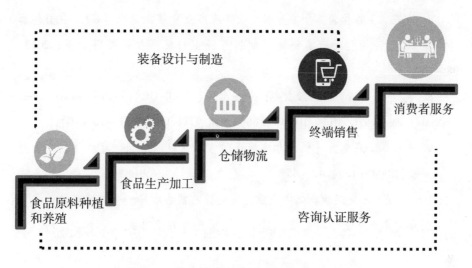

图 2 - 2　食品营养健康产业链与产业结构

资料来源：中粮营养健康研究院消费者与市场研究中心。

参考文献：

1. 钱永忠，王芳. "农产品"和"食品"概念界定的探讨 [J]. 科技术语研究，2005，7（4）：33 - 35.

2. 国家食品药品监督管理总局. 中华人民共和国食品安全法（主席令第 21 号）[Z]. 2015 - 04 - 24.

3. 国家食品药品监督管理总局. 中华人民共和国食品安全法（主席令第 9 号）[Z]. 2009 - 02 - 28.

4. 王亚平，于小冬，胡春力，等. 我国确立营养产业的必要性和重要意义 [C]. 中国营养产业发展报告，2006.

5. 刘艳芳. 我国发展营养产业正当时 [J]. 农产品加工（创新版），2012 （6）：31 - 32.

6. 浙江省发改委课题组. 从文献研究看健康产业的概念与分类 [J]. 浙江经济，2013（16）：32 - 34.

7. 马涛. 全谷物营养食品开创民生健康产业发展新时代 [C]. 中国科协年会第 26 分会场：政产学研协同创新与民生科技产业发展研讨会，2013：98 – 100.

8. 新华网. 全国健康产业高峰论坛 [EB/OL]. http://www. nmg. xinhuanet. com/xwzx/2011 – 10/10/content_23859711. htm[2011 – 10 – 10].

9. 于小冬. 高度重视和大力扶持我国营养健康产业加快发展 [J]. 食品工业科技，2008（12）：42 – 45.

10. 常璟宇. 发展营养健康产业　提高民族健康水平——访国家发改委宏观院公众营养与发展中心主任、国家公众营养改善项目主任于小冬 [J]. 中国食品，2011（1）：18 – 20.

11. 闫燕. 中国营养产业在困难中发展——访国家发改委公众营养与发展中心主任于小冬 [J]. 中国食品，2010，554（10）：18 – 19.

Chapter 3
第3章
国外食品营养健康产业
创新发展历程

目前，欧洲、美国、日本等发达国家和地区的食品营养健康产业产值占到全球80%以上（见图3-1），而在占有世界1/5人口的中国，食品营养健康产业产值分布仅占全球份额的4%。以功能食品为例，自20世纪90年代以来，美国功能食品市场就以20%的速度递增，2007年销售额已经突破5000亿美元，占食品总销售额的70%。而中国2006年食品营养产业规模仅为1500亿元人民币，约占中国食品工业总产值的6%。2010年，我国食品营养健康产业总产值规模突破2600亿元人民币，但相对于6万多亿元规模的中国食品工业，所占比例仍然不到4%，与食品健康产业发展成熟的国家相比仍然有相当大的差距。

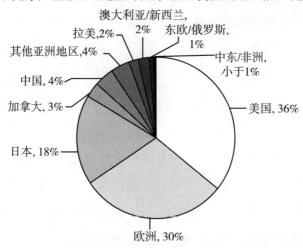

图3-1　全球食品营养健康产业产值分布图

资料来源：《食品科学技术学科发展报告（2010—2011年）》。

3.1 美国食品营养健康产业发展历程

美国食品营养健康产业起步早、整体发展速度较快，目前已经形成较为完善的体系。其成熟完善的法律法规体系及充足的财政支持和规范的运作流程，在实现食品安全、保证国民营养健康、提高人口质量以及增强国家竞争力等方面成为具有极具借鉴意义的市场范本。

3.1.1 美国食品营养健康产业生命周期

（1）起步阶段（1930—1979 年）

自 20 世纪 30 年代起，美国政府就开始对居民膳食情况进行调查，希望通过此种途径了解居民整体营养健康的综合水平。美国政府在 1946 年就颁布了《国家学校午餐法》（National Student Lunch Act），这一法律的出台对提高国民身体素质起到了关键性作用。当时，在美国 2 亿多人口中有营养学会会员 5 万余人，注册营养师 6 万人，平均每 4200 人中就有 1 名注册营养师，这些营养师的存在对美国社会中营养健康知识的普及和推广产生了至关重要的作用。1969 年 8 月，美国农业部下设机构食物与营养服务局（FNS）成立。1969 年 12 月，美国国会正式提出重视营养与健康问题议题，推行政策来缓解由于贫困而引起的营养不良和饥饿情况，尤其要满足低收入家庭孕妇和儿童的营养需求。

在 1977 年美国就开始建立营养监测系统（现称为全国营养监测与相关研究计划，NNMRRP）。同年，美国饮食目标发表，内容涉及如何获得足够的营养，且避免营养摄入过多造成慢性疾病。1979 年，美国营养学会开始研究饮食习惯与健康表现之间的关系。

（2）发展阶段（1980—1989 年）

在这一时期，美国比早前更加重视食品营养健康产业的发展，其希望带领国民从饮食角度促进保持身体健康。基于早先的发展基石，这一时期的发展把美国营养健康产业带入全新时代。

1980 年，美国农业部和美国卫生与福利部联合发表了第一版美国营养健康膳食指南。该指南针对 2 岁及以上人群且包含了 7 条健康饮食指导意见。此后每 5 年会更新一次膳食指南。以膳食标准为基础的相关营养信息提示是食品行业走向营养化、健康化的一个新起点。

1984 年以前，美国食品药品监督管理局对食品有益于人体健康，对食品能够调节人体生理功能持反对态度，市场上的食品标签中不允许含有与健康相关的声称。同年，Kellogy 公司在美国国立癌症研究所的协助下开发了一种含有膳食纤维的全麸食品，并在包装上宣称"全麸食品中的膳食纤维有益于直肠癌的预防"，引发美国对食品和健康关系的探讨。次年（1985 年），第二版本美国营养健康膳食指南发表。在第一版的基础上，更加明确且科学地阐明了食物与疾病之间的关联。这一版本被广泛应用，被用于消费者营养健康教育发展的框架。在越来越多食品和健康相关的科学论证下，1987 年美国食品药品监督管理局认可在食品宣称中可强调健康，并提出食品及食物成分与特定疾病之间存在一定关系。即长期食用这些食品及食物成分有助于降低患某种特定疾病的风险。

1988 年，美国成立了全国营养监测咨询委员会来协调监测美国营养监测计划项目的执行，委员会的成立有效地形成了法律法规的执行和监管体系，对于整个营养健康产业的发展起到了巨大的推动作用。

（3）快速发展阶段（1990—1999 年）

20 世纪 90 年代，美国对食品营养健康的研究与开发呈快速发展趋势，并开辟了人类认识食物与人体健康与疾病关系的新领域，迅速发展成为新兴的功能食品产业。

1990 年国会通过了《全国营养监测和相关调查法案》（National

Nutrition Monitoring and Related Research Act），并依据此法案，确定了国家营养监测实施项目，同时以项目投入方式对营养问题进行调查和监测，正式建立了全国性的营养监测体系。此项目共包括五大部分：营养及相关健康调查，食物与营养素摄入，知识、态度和行为评价，食物成分和营养素数据库以及影响食品供应的因素。

此外，还通过了《营养标识与教育法案》（Nutritional Labeling and Education Act）。该法案委托美国食品药品监督管理局为大多数食品制定统一的营养标识，并指出标明营养成分含量的功能性食品，可以提示其对疾病的预防作用。同年，发布了第三版营养健康膳食指南。

1992 年，美国组建了一个涉及多部门的国家营养监测顾问委员会，负责协调每年一次的营养监测财政预算，以及两年一次的研究和政策建议报告等工作。同年，农业部颁布了膳食指南金字塔。膳食指南金字塔与营养健康膳食指南相呼应，更加简洁和直接地为民众提供了易于理解和推广的饮食营养结构体系，对于帮助居民普及营养健康知识和提高居民营养健康意识产生了巨大的作用。

1994 年通过的《食物补充剂健康与教育法案》（Dietary Supplement Health and Education Act），把含有 1 种或多种食物成分的产品都定义为膳食补充剂，如各种维生素、矿物质、草药或其他动植物成分等都可以列入此类。消费者可以长期服用膳食补充剂以补充膳食结构中对于该类成分的缺乏。这个法案鼓励对食品补充剂的研究与开发。同年 12 月 1 日，美国农业部下设机构——营养政策促进中心成立，其主要工作内容包括：不断完善膳食营养指南；评估居民膳食质量；强化消费者在食物营养方面的理念和知识，进一步完善食品营养健康相关政府机构的组织架构及职能范围。

1995 年，第四版美国营养健康膳食指南发布，其中增加了营养元素标识、主要营养元素的食物来源以及身高与体重间的关系。1997 年，

《美国食品药品监督管理局现代化法案》（FDA Food Safety Modernization Act）通过，修正了原来联邦政府对食品和药品管制的规定，指出这些功能性食品只要经过国家科学院或国立卫生研究院的批准，就无须食品药品监督管理局的审批，可以直接上市销售，简化了营养健康食品上市的审批流程，缩短了新产品所需的上市时间，对于新技术和新产品的推广和应用起到了极大的推进作用。

1996 年到 1999 年，美国营养健康类食品市场总体表现正增长态势，且各类产品市场销售额连年增长。其中，1998 年的膳食补充剂销售额比 1997 年翻了将近 3 倍。如此的市场表现也从侧面反映了早先此产业立法的必要性。

（4）稳步发展阶段（2000 年至今）

2002 年，美国营养健康食品市场保持持续增长，其中功能性食品的销售额为 100 亿美元，天然食品为 260 亿美元，维生素和矿物质为 70 亿美元，草药补充剂为 100 亿美元，膳食补充剂为 165 亿美元。1991—2003 年这些产品的年均增长率在 10% ~ 20%。

2010 年美国食品产业（包括烟草）总产值 8019 亿美元，共雇佣员工数量 163 万人。2010 年美国食品产业产值占整体制造业产值的比重为 16.59%，在所有制造业中排名第一。在食品工业发展的带动之下，美国近年来的食品营养健康产业呈持续上升的发展态势。

3.1.2　美国食品营养健康产业发展思考

纵观美国食品营养健康产业，其快速发展过程主要基于对食品营养健康产业的高度认知和全局规划，对于不同历史阶段的人群需求具有很强的针对性，这要求对人群研究和产品开发保持持续的投资力度，在产业发展过程中每一次营养健康膳食指南的发布都为其下一阶段的发展指明了清晰而明确的发展路线。

美国政府为了推动营养健康产业的发展不断完善相关的政策与法规。在食品营养健康产业的萌芽阶段（1930—1979 年），相关法规政策比较缺乏，整体食品健康产业发展较为缓慢。到了全新发展阶段（1980—1989 年），在食品工业的快速发展的推动下，美国食品营养健康产业进一步发展。同时，美国营养监测计划执行部门的设置也得到了完善，为食品营养健康行业的快速发展奠定了良好的基础。在快速发展阶段（1990—1999 年），美国先后通过多个法案来支持营养健康食品产业发展。依靠法律的完善，功能性食品和保健品的定义也在这个阶段得到明确和规范。进入稳步发展阶段（2000 年至今），因为有了完善的法律法规系统以及相关监管部门的监督引导，食品营养健康产业才得以健康、快速地发展。

除此之外，对比中国和美国在食品工业科技研发经费（R&D）投入强度（研发经费投入强度是指研发经费占产品销售收入的比重，是反映行业科技创新投入最重要且具有世界可比性的指标），可以发现美国食品工业 R&D 经费投入强度远高于我国。从 2008 年至 2011 年，其食品工业 R&D 经费投入强度分别是我国的 1.81 倍、1.34 倍、1.71 倍和 2.5 倍。相比于美国，我国在研发上投入的经费还远远不足。

3.2　欧洲食品营养健康产业发展历程

3.2.1　欧洲食品营养健康产业生命周期

（1）萌芽及起步阶段（1990 年以前）

1895 年以后，欧洲国家在食品科学领域以及营养理论方面获得了重要进展，如对必需氨基酸、维生素以及微量元素的研究和认知。1912 年，波兰裔美国生物化学家卡西米尔·冯克发表论文阐述了维生素的概念。20 世纪 40 年代之前，对于食品营养健康产业发展的研究贡献主要源自食品和营养健康以外的学科，包括化学、微生物学等，为食品营养健康产业的多学科交叉性奠定了基础。40 年代以后，有更多领域的科学家参与到了有关食品的研究中，为食品营养健康产业奠定了基础。

20 世纪 70 年代中期，欧洲国家中出现了第一代具有功能性的食品，主要包括功能性天然果汁、酸奶、全麦面包等，是消费者追求健康、方便饮食的产物。80 年代中期，第二代功能性食品兴起，主要是由于在欧洲各国经济繁荣带来的"文明病"的影响下，消费者的健康意识开始觉醒，对膳食提出了更高的营养及安康要求，这一时期欧洲市场中推出了各种低脂低糖及替代食品。根据欧洲的地理特征和文化背景，在营养健康食品的开发过程中将乳制品作为其中重要的部分。

（2）快速发展阶段（1990—2000 年）

随着欧洲食品营养健康产业进入正式发展阶段，1995 年前后，欧洲居民对营养健康食品的认知发生了巨大的转变，从"适当"营养学理念（围绕制定营养素推荐摄入量、膳食指南，以预防营养素缺乏，维持机体正常生长发育为目的），进一步发展为促进健康、降低慢性病风险的"最佳"营养学理念。人们认识到某种食物或某种食物成分与改善人体某方面机能、提高生命质量存在联系，越来越多的欧洲食品开始标识并宣传与健康相关的声称。欧洲委员会与欧洲生命科学学会联合发起了"欧洲功能食品科学研究项目"，旨在对功能食品的概念、特征以及健康声称等问题进行系统的研究并提出建议。此项目于 1999 年提出了功能食品的草案定义：功能食品是指对机体能够产生有益功能的食品，这种功能应超越食品所具有的普通营养价值，能起到促进健康或降低疾病风险的作用。它强调了食品的功能性以及与健康声称的对应性。

作为欧洲食品营养健康产业的代表国家，从 1999 年到 2000 年，在欧洲政府支持食品营养健康产业发展的环境下，德国共有 305 种功能性食品在其市场上市，并占这一时期食品新产品的19%。305 种功能性食品主要集中于软饮料、糖果、面点类和婴儿食品等（见图3-2），而其他的新产品只占8%。

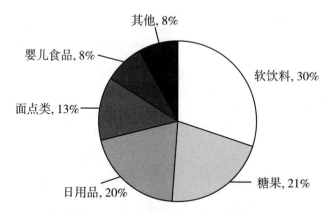

图3-2 德国 1999—2000 年 305 种新功能性食品市场占比

资料来源：《欧洲功能性食品的市场及销售情况》。

（3）稳步发展阶段（2001 年至今）

欧洲地区食品营养健康产业主要由欧洲北部的国家主导。以功能性食品为例，英国在功能性食品上的人均支出及总支出都处于领先地位，2006 年英国功能性食品市场产值约为 19.98 亿美元。英国和德国占据了一半的欧洲功能性食品市场。在 2001 年至 2006 年，欧洲市场增长了36%，其中意大利和瑞典是增速最快的国家。欧洲营养健康食品市场主要由几个跨国大企业所主导，如百事可乐、葛兰素史克、达能、雀巢以及联合利华。

2008 年，欧洲各国的营养健康食品产品按其组成和功效可分为六大类。其中占比最大的是运动食品和提供能量的功能食品，比例达42%；其次是添加维生素、矿物质和膳食补充剂的功能食品，占比达19%（见图3-3）。

2009 年，为了使德国居民更早地养成健康饮食的习惯，德国政府

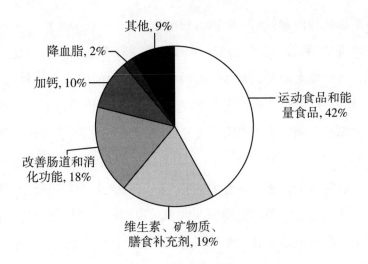

图 3 - 3　2008 年欧洲功能性食品细分占比

资料来源：功能食品和功能性食品添加剂发展新动向。

发起了"健康走进年轻家庭生活"活动，全德国范围的专家学者、团体协会和机构第一次共同为妊娠期和哺乳期妇女制定了饮食健康和营养建议手册并大力宣传推广。此外，欧盟委员会确定了食品和保健品中维生素和矿物质的最高和最低含量。

发展到这一时期，欧洲已经是除美国及日本以外另一大世界食品营养健康产业的主导地区，到 2010 年欧洲市场的食品营养健康产业产值占全球的 30%。

在这一阶段中，在持续对营养健康食品进行研发投入的同时，欧洲各国政府及欧盟相关组织为营养健康食品建立并完善立法，相关组织筹办各类相关活动推动营养健康产业发展，欧洲食品营养健康产业进入稳步发展阶段。欧洲议会于 2006 年 12 月 20 日颁布了《食品营养与健康声称管理规章》（Nutrition and Health Claims Regulation，No 1924/2006 EC），并于 2007 年 1 月 19 日正式实施。在此项规章出台前，健康宣称与食品本身能否匹配不得而知，市场有待管理，消费者权益无法得到保障。该法案对营养与健康声称的定义、适用范围、申请注册、一般原则、科学论证等内容做出了明确的规定。

2010 年之后，欧洲各个组织不断完善现有有关食品营养健康产业的法规，且继续大力发展食品营养健康产业。德国的《食品标志法规》在 2011 年 10 月出台。通过此次修订，《食品营养价值标志法》被纳入其中。德国政府制定了一份附加浅显易懂的食品营养价值说明和图表的指导手册。其主要内容包括"1 + 4"元素，即热量加脂肪、饱和脂肪酸、糖和盐的含量；要求某些含咖啡因的饮料特别是所谓的运动饮料必须标有对儿童、孕妇和哺乳期妇女的警示说明；对于深层冰冻的肉类、肉类加工品和鱼类必须标注有食品进入冷冻的日期。此外，过敏源标志的强制性要求也应该涉及未包装食品，如面包房、肉铺和蛋糕店所售食品。2012 年，欧洲委员会拒绝益生菌的健康声称。2014 年，在德国执行的《欧盟新奇食品条例》涉及范围包括从异国水果、海藻、蘑菇到单个的从动植物原材料中分离或合成的物质。此《欧盟新奇食品条例》已经过 2008 年和 2011 年两次修改，主要是建立有效的评价和许可程序，尤其是对于非欧盟国家的传统食品。对此，一方面要继续确保条例所确定的高水平消费者保护原则，另一方面也要同时兼顾营养健康食品供应的多元化原则。

3.2.2 欧洲食品营养健康产业发展思考

第一，在立法方面，纵观欧洲食品营养健康产业，其发展可谓是有条不紊，随着产业的发展，各种规章制度也随之建立。2000 年以前，欧洲食品营养健康产业就已步入正轨，但是缺少政府的立法支持。此阶段的市场，整体较为混乱。进入 21 世纪后，欧洲相关政府意识到了食品营养健康产业发展中存在的弊端，为了促进行业的发展，也为了保护消费者的权益进行了大量的立法活动，不断完善立法。虽然欧洲整体的食品营养健康产业发展与美国和日本相比发展较晚，但是其发展过程也具有很强的可参考性。

第二，在投入方面，欧洲各个国家都非常重视食品营养健康产业的发展，每年都会投入大笔资金。2012—2013 年，欧盟投入 1600 万欧元打造"健康谷物"项目；德国政府投入 40 亿欧元，研究如何从源头上确保食品的品质和建立高效的食品安全监控机制；丹麦农业部设立了一个意在加强有机食品生产的项目。中国也同样制定了本国的食品科学与技术相关的研究和发展计划，但是与欧盟国家相比，在投入方面还有所欠缺。

第三，在基础研究方面，欧美等发达国家和地区在功能性食品降低疾病风险等方面的研究都比较深入，不仅用现代生物学、医学、营养学的基本理论来阐述、界定及干预亚健康状态，而且将功能食品作用机理的研究深入到分子营养学的水平，探讨生物活性物质对靶基因表达的影响，还探究功能成分之间或功能成分与各类营养素之间的协同作用及其作用机制，并且研发了一些快速评价抑癌、减肥和抗过敏功能食品的体外检测方法。而我国在上述基础研究方面明显较弱，停留在一些生化指标的检测水平上，在功能食品的营养组学、代谢组学和基因组学研究上亟待深入。

第四，在新功能的研究方面，欧美等国已经在研究建立针对改善更年期综合征、保护牙齿、降低过敏性反应、改善骨关节、减轻电磁对机体的损害、缓解精神疲劳、抗忧郁、抗老年痴呆等方面的功能指标体系，而我国则基本处于停滞状态。一方面原因是国家对于新功能的研究没有实质性的支持；另一方面是企业因研发的新功能得不到应有的保护而不愿进行研究。

第五，在消费者方面，欧洲国家的消费者对于健康及食品安全的认同程度更高。功能性食品的熟悉和接受程度是影响市场的主要因素。根据对欧洲各国的调查表明，消费者不了解功能性食品及相关词汇，但大部分人同意其定义。在英国、法国和德国，超过 75% 的消费者没有听说过"功能性食品"，但超过 50% 的人同意向食品中添加功能性成分以增强人对疾病的抵抗力。近年来发生了一系列有关食品安全问题的事件以后，欧盟内部对此加强了管理和监管。欧盟的消费者也比较关注食品标签，他们很关心食品的健康风险问题以及食品中的各种添加成分。他们倾向于消费那些在生产和制造过程中使用较少的化学物品的食物，这种消费趋势的变化将会影响食品产业的未来发展。因为欧盟对于食品添加剂风险评估的重新开启，可以预见将来针对食品添加剂，在欧洲乃至全球范围内都将会产生极大的影响。

3.3 日本食品营养健康产业发展历程

3.3.1 日本食品营养健康产业生命周期

日本食品营养健康产业发展始于第二次世界大战之后，在经历了"二战"结束至 20 世纪 70 年代初的产业萌芽阶段、20 世纪 70 年代初至 21 世纪初的快速发展阶段后，现今处于稳步发展阶段。

（1）萌芽及起步阶段（1945—1969 年）

1945 年第二次世界大战结束后，保证国民健康成为日本政府的基本理念之一，对此日本政府全方位规划了提高国民素质的营养政策与制度，主要包括以下四个方面。

一是通过家政学教育普及营养知识。日本的家政学教育系统建设始于 1873 年，这一年开始在师范学校开设家政学课程，1947 年文部省（教育部）在大学设置基准中认可各大学设立家政学系，1960 年设立家政学硕士学位，1975 年家政学系设立生活科学研究博士课程。

二是加强营养状况的监测，取得最基本和可靠的数据。日本按

《营养改善法》规定，每年定于 11 月进行营养调查（膳食调查）。自 1959 年以后形成了非常系统、连续的国民营养状况数据。此外，日本政府为了提高国民营养意识，明确国民的营养状态，于 1952 年拟订《营养改善法》。1955 年日本饮食生活协会成立，由其对居民进行卫生指导和营养改善。

三是营养士制度的建立与完善。1945 年发布设立营养士制度，同年 5 月创立大日本营养士会。在 1947 年，日本颁布了《营养士法》，明确规定了取得营养士、管理营养士资格的条件以及营养士及管理营养士各自可以从事的工作。1948 年制定农业改善助长法，该法规定在全国设立营养改良普及员。日本的营养工作注重社会全覆盖，其营养教育的核心是以营养士来带动全社会营养知识的普及，提高国民整体营养水平。

四是建立起针对学生的营养干预制度。1946 年日本政府推行学生餐制度。1954 年日本政府又制定了《学校给食法》，正式以法律形式规定各小学、初中及各养护学校必须实行营养午餐制。学校供餐的目标是指导学生养成良好的餐饮习惯，促进人际交往，了解营养、健康以及和粮食生产有关的知识。1955 年日本经济安定部制定了食物发展纲要，确定了面包发展战略和学校标准面包供给制，对于改善人民体质，尤其是青少年体质起到了重要作用。

1964 年，东京奥运会举办，推动了日本营养学的发展进入推进健康增进事业、饮食运动休养并重时期。1967 年日本制定了《管理营养师学校指定规则》。

一系列法规和制度的颁布实施对于改善日本民众的营养状况起到了显著的作用。20 世纪 60 年代以后，日本已成为世界上平均寿命最长的国家。

（2）快速发展阶段（1971—1999 年）

随着战后经济的快速发展，日本较快地实现了从温饱到富裕社会的转变，居民食物与营养状况也发生了较大变化。从 20 世纪 80 年代后期开始，日本女性的平均寿命在经济合作与发展组织（OECD）34 个成员中高居首位。尽管如此，日本居民的健康状况依然面临严重的问题。随着经济的发展，居民生活方式的改变使得饮食相关的疾病患病人数增加。1980 年死于癌症、脑卒中、心脏病的人占到日本死亡总人口的六成。20 世纪 90 年代，日本居民动物性食物消费增加尤为明显，"西化"趋势显现，居民膳食营养不尽合理，肥胖等营养相关慢性非传染性疾病发病率增加。随后人们发现这些疾病都与不良的生活习惯，如不良的饮食习惯、运动不足、吸烟、饮酒等高度相关。

为了应对因人口老龄化、生活方式性疾病等因素而日益加重的医疗负担，在 1984—1986 年，日本文部省将"食品机能的系统性分析与拓展"列为特定研究项目。这一课题以研究人类健康为目的，以最新的科学视角和现代医学、生物学理论为基础，探讨饮食与人类健康的关系，并积极开发功能食品。1984 年 7 月，厚生省生活卫生局成立了健康食品对策室，以加强宣传由治疗疾病向预防疾病转化的健康理念，并着手规划机能性食品的市场导入体系。日本在 20 世纪 80 年代末提出了"功能食品"的概念。1991 年 7 月，厚生省对《营养改善法》进行了修订，提出了"特定保健用食品"（Food for Specified Health Uses，FOSHU）的概念，将其归列于"特别用途食品"中，并颁布了"特定保健用食品许可指南及处理要点"。针对老龄化问题，1990 年 9 月，日本厚生省大臣专门就老年人的营养发布了老年人饮食习惯指导。日本政府在坚持推进营养配餐、膳食改善政策的基础上，于 2000 年推出了"健康日本21"项目，大力普及营养知识，实施"食育推进基本计划"，促进居民营养健康状况加速改善。

自 1991 年 FOSHU 法规出台后，日本的食品营养健康产业中，保健品市场得到了飞速的发展。1996 年销售额 4000 亿日元，1998 年达 9000 亿至 10 000 亿日元，有 2000 多个品种。此外，功能食品配料部分也有了稳步的增长，年均增长为 2.8 万吨，相当于 8150 亿日元的市场。

（3）稳步发展阶段（2000 年至今）

通过日本厚生劳动省《2008 年日本国民健康营养调查》结果得知：日本男性肥胖者的增加趋于停滞，女性肥胖者的比例减少，男性吸烟率降低 37% 。这反映出日本民众的健康意识不断提高，特别是女性，她们非常注重减肥，超过半数人的体重都有所减轻。

从 21 世纪初开始，日本的食品营养健康产业的各项规章制度也日益健全。日本自 2000 年 3 月已将健康食品、功能性食品改称"营养补助食品"，与欧美各国相统一，与世界市场接轨，并于 2001 年建立《保健功能食品制度》，2005 年对该制度又进行了修订。2002 年，日本废止了《营养改善法》，开始实施《健康增进法》。2005 年 4 月起，日本全国中小学开始实施营养教员制度，这标志着日本学校的"食育"进入了一个新的阶段。食育已经被提升到与智育、德育、体育并列的重要地位。2015 年，日本整合《食品卫生法》《JAS 法》和《健康增进法》中有关食品标示的内容，将实施新的统一的食品标示法。新食品标示法中的营养成分标示从自愿变为强制，要进行标示的营养成分有能量、蛋白质、脂肪、碳水化合物和钠，其中钠用相当量的食盐标示。

同时，日本食品营养健康产业人才培养也获得了长足的发展。截至 2001 年年底，共计 779 600 人取得营养士资格。2002 年 4 月，日本全国共有 258 个营养士培训机构，其中大学 35 所，短期大学（相当于中国的大专）187 所，其他学校 36 所。日本总人口共 1.2 亿，全国每 153 人中就有 1 名营养士。到 2002 年 12 月为止，共向 106 020 人授予管理营养士的资格证。每年约有 2 万人参加厚生劳动省组织的管理营养士考试。全国共有 75 个培养管理营养士的机构，其中大学 72 所，其他学校 3 所。全国每 1132 人中就有 1 名管理营养士。

根据日本健康营养食品协会 2007 年 11 月至 12 月所做的调查，在食品营养健康产业中，2007 年度特定保健用食品市场规模产值约 6798 亿日元，较 2005 年的调查增加 7.9%，被认可的食品有 755 件。至 2006 年，日本的"特定健康食品"（FOSHU）种类上升到 500 种以上。2009 年，日本保健品市场销售额达 860 亿元人民币，位居世界第三。

就未来发展而言，日本的 Makoto Shimizu 博士指出众多降低与生活方式相关的疾病风险的 FOSHU 产品正在被开发出来，并会成为今后的主流。FOSHU 产品数量的显著增加，预示着未来日本 FOSHU 产品市场的迅速扩张。

3.3.2 日本食品营养健康产业发展思考

纵观日本食品营养健康产业的发展历程，对我国食品营养健康产业的发展有以下几点启示。

首先，日本国家层面对产业的推动力十分强劲，主要表现在政府十分重视营养健康知识的普及和营养健康人才的培养，以及相关法律法规较为完善。为了鼓励产业发展，也为了给消费者提供正确的保健功能食品资讯，以指导消费者选择出适合自己的产品，日本政府自 2003 年起就开始重新研讨保健功能食品的管理制度，于 2005 年 5 月实施健康增进法、食品卫生法以及营养标示标准等的修订规则，将个别许可型的 FOSHU 范围扩大，增添了"附带条件的 FOSHU""规格基准型的 FOSHU"以及"降低疾病风险标示的 FOSHU"。除"FOSHU"外，日本也有相应的功能食品资源库和功能因子数据库。

相较于日本，我国经过国家科技部"十一五"科技支撑计划项目资助，虽然疾病控制中心也主持开发了保健（功能）食品原料及功能成分数据库和查询系统，但目前仍处于探索阶段，尚未正式公益性开放数据库。总体上而言，我国缺乏功能食品资源及其分布情况的详细数据，更缺少功能食品资源、功能因子、功效作用三者之间关系的数据，而这些数据库的建立将有助于指导功能食品的研发与管理，也有益于了解我国功能食品生产的资源可靠性和可持续发展状况。

其次，在日本政府政策的推动下，日本居民的营养健康意识逐步增强，消费者需求端促进了产业的发展与市场的开拓。而我国居民在营养健康意识上还有待增强，对于日常膳食中饮食量、食用成分以及膳食习惯的认知水平相对较低，在食品营养健康产业发展的过程中，还需要政府加大食品营养健康知识普及力度，提高我国居民的营养健康膳食意识。

最后，日本政府和企业对营养健康食品的新技术和新产品研发重视程度高，对技术及产品的研发保持资金和资源持续投入。例如，日本将生物技术产业纳入国家经济发展的最重要产业之一，政府和民间通过各种方式全力推进其技术研发和成果产业化进程。日本的研究人员明确地表示：FOSHU 产品的发展必须依靠分子生物学、生物化学、化学、生理学等基础学科中已建立的坚实科研基础。只有推进这些学科领域的发展，才能使 FOSHU 产品的发展具有可靠性和持续性。目前，许多研发成果已成功转化并实现了产业化，生物技术在日本的食品营养健康产业中起到越来越重要的作用。就我国食品营养健康产业的发展而言，应该更加聚焦于新技术的研究和产品研发，多学科领域技术的交叉应用有助于提高整个产业的技术发展水平。

3.4 澳大利亚及新西兰食品营养健康产业发展概述

澳大利亚及新西兰市场是近年来食品营养健康产业发展较迅猛的地

区。根据 Mintel 的数据与市场预测可以发现，2010 年前，澳大利亚的维他命与矿物质产品的市场规模还不够稳定，年增长率上下波动；自2011 年，市场规模稳定上升，目前仍表现出良好的增长态势（见图3－4）。

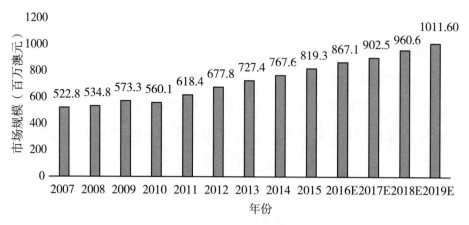

图 3 - 4　2007—2019 年澳大利亚维他命与矿物质产品的市场规模变化及预测

资料来源：英敏特信息咨询公司。

澳大利亚及新西兰营养健康产业有以下几个显著特点。

（1）注重产学研结合

在新西兰的八所高校中有四所高校设立了食品科学专业，且这四所高校中均设立了对外交流科技处。对外交流科技处负责与企业进行联系、沟通，以公司化的运营方式，承接企业中与食品研究相关的项目，分配给不同的教授或课题组，即高校中的课题研究全部来自企业和市场的需求，最终转化为成果。同时依仗于良好的食品科学领域专家、人才库的建设，新西兰设立有食品创新联盟（Food Innovation）。该联盟主要服务于小型食品企业，为小型企业与各大高校之间建立联系，为食品企业提供相应领域内的专家及学术人才。此外，澳大利亚的企业在研发方面与高校之间建立起十分紧密的联系，例如澳大利亚保健品市场中的知名品牌 Blackmores 与澳洲斯威本科技大学合作，建立 Blackmores 研究所，研究集中于鱼油姜黄素、长寿干预、健康认知、高浓度 B 族维生素与缓解工作压力等。

（2）重视国际合作及对外出口

目前澳大利亚以及新西兰的功能性食品越来越被中国消费者所认可，已经成为新的中国保健品主要进口来源地。麦卢卡蜂蜜作为新西兰营养健康食品中最具有其独特性的原料（是目前全球唯一经过全面研究证明的医疗级蜂蜜，新西兰怀卡托大学彼得·默兰博士经过多年研究发现，麦卢卡蜂蜜含有抗菌活性物，且无法在其他种类的蜂蜜中找到。其抗菌成分类似有一定含量的苯酚，抗菌能力非常强大且活性稳定，不像一般蜂蜜的抗菌成分进入人体后易被热量及酶分解），被研发成各类产品，出口到世界各地。例如在中国，如今消费者可以通过各种途径，如在大型商超、电商等购买到麦卢卡蜂蜜。且麦卢卡蜂蜜在全球范围内的出口量远远超过其在本土地区的销售量。

乳制品的出口也相同，早在 2008 年《中国—新西兰自由贸易协定》就开始生效，目前中国乳制品从新西兰进口的规模（64.1 万吨，占 36%）远超其他国家。2014 年中国国家主席习近平与新西兰总理约翰·基共同为伊利大洋洲生产基地揭牌，该项目同时覆盖包装、生产、深加工、科研等多个领域，是全球目前最大的一体化乳业基地，投资额超过 30 亿元人民币。2016 年蒙牛同样也在与澳大利亚最大浓缩鲜乳企业进行国际合作。

（3）消费者对于食品营养健康认知程度高

与欧美等发达国家相同，新西兰及澳大利亚消费者对于食品营养健康的认知程度较高。例如，在果汁上所标注的非浓缩还原果汁及乳制品包装上的非均质乳制品标签，能够被消费者认知。而在我国，消费者对于此类标签认知程度较低。

目前，世界几大食品营养健康产业发展较先进的地区，其发展历程虽不尽相同，但也有其共同的特点和值得我国食品营养健康产业发展借鉴的地方。首先，相比于美国、欧洲及日本，我国在食品工业科技研发经费（R&D）投入强度方面还有待提升。其次，上述几个地区食品营养健康产业的立法都经历了一个从初步立法到不断完善的过程，我国食品营养健康产业的立法仍需要一个较长的完善过程。再次，资源的整合及利用方面，欧美及日本对于功能性食品资源进行了整合，而我国却缺乏功能食品资源及其分布情况的详细数据。这类资源的整合及数据库的开发将有助于指导今后功能食品的研发与管理，因此应加强深入调研。最后，在消费者教育方面我国还与上述国家存在差距，中国居民对于食品营养健康没有系统、整体的认知，需要国家在政府层面增加消费者营养健康知识教育，提升全民的营养健康意识水平。

参考文献：

1. 中国科技技术协会，中国食品科学技术学会. 食品科学技术学科发展报告（2012—2013 年）［M］. 北京：中国科学技术出版社，2014.

2. Beg Q K, Kapoor M, et al. Microbial Xylanase and Their Industrial Applications. Appllied Microbial Biotechnology, 2001 (56): 326 – 338.

3. 谢蜀生，王昌恩. 美国功能食品产业的发展与中药现代化的一些问题［J］. 科技导报，2002 (4)：39 – 42.

4. 柴巍中，赵尔萍. 国外营养教育和营养师发展概况［J］. 中国食物与营养，2004 (12)：11 – 13.

5. 程广燕，熊靓. 美国农业部食物与营养管理机构设置及近期重点任务［J］. 世界农业，2014 (7)：7 – 11.

6. 张蓓. 美国食品与营养补助制度的发展和职能——以 WIC 计划为例［J］. 世界农业，2015 (3)：27 – 31.

7. 刘辉，李发财，杨海军. 保健食品市场现状及发展趋势［J］. 食品安

全导刊，2011 (8)：16 – 17.

8. 李磊，周昇昇. 基于美国膳食标准对中国食品工业发展的思考 [J].
食品科学，2013，34 (5)：332 – 336.

9. 刘东. 美国食物增补剂市场 [J]. 中国食品添加剂，2003 (1)：
90 – 93.

10. 金宗濂. 全球功能食品的市场及其发展趋势（下）[J]. 食品工业科
技，2005 (10)：12 – 16.

11. 夏慧，王宁，彭亚拉. 美国国家营养监测计划及对我国的启示 [J].
中国食物与营养，2013，19 (2)：5 – 9.

12. Office of Disease Prevention and Health Promotion. Scientific Report of The
2015 Dietary Guidelines Advisory Committee [EB/OL]. http://health. gov/
dietaryguidelines/2015 – scientific – report/18 – appendix – E6. asp.

13. 张叶. 健安喜的"健康"经略 [J]. 中国药店，2011 (12)：74 – 76.

14. 周素梅. 欧洲市场上的功能食品纵观 [J]. 西部粮油科技，1997
(2)：31 – 32.

15. 赵洪静，余超，白鸿，等. 欧洲功能食品与健康声称管理概况 [J].
中国食品卫生杂志，2008，20 (3)：260 – 263.

16. 李燕妮，刘均洪. 欧洲功能性食品的市场及销售情况 [J]. 食品科
技，2003 (5)：6 – 8.

17. 尤新. 功能食品和功能性食品添加剂发展新动向 [J]. 中国食品添加
剂，2008 (S1)：5 – 13.

18. 周露露. 德国在食品方面的消费者保护政策研究 [J]. 中国食物与营
养，2014，20 (8)：9 – 12.

19. 胡利红. 美国 2012 年健康行业流行趋势 [J]. 中国食品，2012 (7)：
26 – 27.

20. 国家营养规划研究课题组，陈邀芳. 日本营养教育现状及其对我国的
启示 [J]. 经济研究参考，2005 (59)：42 – 48.

21. 张艳，惠伯棣. 日本功能性食品发展近况与未来展望［J］. 中国食品添加剂，2006（2）：74－78.

22. 陈文，秦菲，魏涛，等. 日本对功能食品的管理［J］. 食品工业科技，2009（8）：306－308.

23. 魏鸣. 日本食品添加剂市场分析［J］. 中外食品工业，2003（2）：20－21.

24. 佚名. 日本："食育"与智、德、体育同样重要［J］. 独生子女，2005（5）：55.

25. 英敏特信息咨询（上海）有限公司. 推陈出新的保健品市场——维他命和膳食补充品产品回顾与趋势预测［J］. 中国食品工业，2010（2）：38－40.

Chapter 4

第 4 章
我国食品营养健康产业发展历程

我国食品营养健康产业发展包括六个方面，分别是产业生命周期、体制机制和政策法规、技术发展、人才队伍建设、产业产品发展沿革以及商业运营模式。下面将按照时间顺序进行梳理，主要涉及食品工业整体发展状况，以及乳制品、保健食品、传统食品产业等细分产业发展状况。

4.1 我国食品营养健康产业发展阶段

我国食品营养健康产业贯穿第一产业、第二产业和第三产业，具有产业链长、行业跨度大的特点，是覆盖了从田间到餐桌全产业链的产业。我国食品营养健康产业的发展过程与食品工业紧密相关。综合分析我国食品工业的发展，我国食品营养健康产业的发展历程大致可划分为四个阶段：1949—1979 年为缓慢起步阶段，1980—1999 年为成长阶段，2000—2008 年为逐步调整和高速发展阶段，2009 年至今为快速发展阶段（见图 4 - 1）。

具体看各个阶段的食品工业发展数据，1978 年时，我国人均 GDP 只有 226 美元，居民的膳食需求处于解决温饱的阶段；在 1980 年至 2000 年，我国食品工业总产值达到 942 亿美元，平均增速为 11.0%，人均 GDP 在 1998 年达到 791 美元，我国居民的温饱问题逐渐得到解

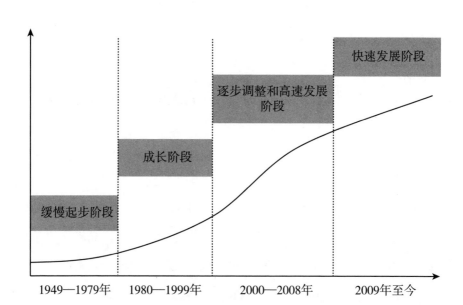

图 4 – 1 我国食品营养健康产业发展历程

资料来源：中粮营养健康研究院消费者与市场研究中心。

决，居民逐渐开始有了营养健康需求意识；在 2000 年至 2008 年，我国食品工业处于快速成长期，食品工业总产值达到 6500 亿美元，平均增速达 18.3%，我国居民对于营养健康的诉求更加强烈且多样化；2009年至今，我国人均 GDP 超过 3000 美元，人均可支配收入增加，食品工业总产值为 12 258 亿美元，平均增速为 26.7%，食品工业增速进一步提升，我国居民在膳食需求上不仅追求吃得营养健康，而且对营养健康的需求更加理性化。

4.1.1 缓慢起步阶段（1949—1979 年）

新中国成立之初，吃饱是广大人民群众的最大愿望，我国食品营养健康产业开始起步。营养强化食品和保健食品产品出现萌芽，乳制品行业也开始缓慢发展。

我国的食品营养强化工作起步于 20 世纪 50 年代，当时曾以大豆、大米为主要原料，同时强化动物骨粉、维生素 A、维生素 D 及核黄素小米等，制成"5410"婴儿代乳粉。这开创了我国食品营养强化的先例。此后，在市场上不断出现如钙奶饼干、核黄素面包等强化食品。尽管当时用于强化食品的营养素种类很少，而且强化食品的产量也不多，但这对新中国成立后不久，脱离饥寒交迫、贫病交加的我国人民来说，确已认识到食品与营养的重要关系。

作为食品营养健康产业的重要组成部分的保健食品在这一阶段也开始缓慢起步。这一时期，保健产品中大部分属于中药传统补品，如用人参、鹿茸、阿胶、灵芝等制成的丸、散、膏、茶、药酒、药膳约百种。20 世纪 60 年代，蜂乳、蜂王浆等补品（有胶囊、口服液等形态）相继被开发并上市。

作为食品营养健康产业的重要组成部分的乳品行业在此阶段开始缓慢发展。到 1949 年新中国成立时，全国仅有 4 家乳品厂，原奶产量仅为 21.7 万吨。这段时期，我国乳制品行业整体发展缓慢，行业波动性较大。

食品营养健康产业在此阶段处于缓慢发展过程，各类产品的种类和产量都较少，人民群众也处于解决温饱的阶段，对于营养健康食品的认知不全面，需求水平较低，居民营养不良和营养失衡问题明显。

4.1.2　成长阶段（1980—1999 年）

自 20 世纪 80 年代以后，我国社会经济持续快速发展，城乡居民收入水平不断提高。在此阶段，我国社会正在经历从计划经济向市场经济转变的过渡时期。在政府的主导下，大规模的先进设备不断引进，同时随着外国企业进入我国市场，民间企业也开始逐步发展。中国基础原料工业开始起步。罐头、粮油、肉、禽、蛋等成为行业发展的主力军。

这一阶段居民的饮食开始逐步细化，膳食结构有了较大改善。在

80 年代后期，粗粮食品逐渐被细粮取代，鸡、鸭、鱼、肉供应量逐渐加大。营养不良和营养失衡问题依然存在。90 年代后期，根据全国营养调查和卫生统计资料，我国居民因食物单调或不足所造成的营养缺乏病如儿童生长迟缓、缺铁性贫血、佝偻病等逐渐减少，但仍不可忽视；而同时与膳食结构不合理有关的慢性病如心血管疾病、脑血管疾病、恶性肿瘤等疾病问题逐步显现。我国居民维生素 A、维生素 B_2 和钙的摄入量普遍不足，动物性食物和油脂摄入过高，超重等健康问题在城市成年人群中日渐突出。

1984 年，中国保健品协会成立。这一时期无论是企业的自身技术、管理水平、市场营销，还是消费者对保健食品的认识，都处在一个较低的水平。当时的保健品主要是以传统滋补品类为主，市场上大约有 100 家保健品生产经营企业，年产值约为 16 亿元。这一时期主要的保健品产品有太阳神、中华鳖精、红桃 K、北大富硒康、三株口服液等产品。

随着卫生部在 1986 年颁布了《食品营养强化剂使用卫生标准（试行）》和《食品营养强化剂卫生管理办法》，我国的食品营养强化事业开始向更加规范的方向发展。在食品工业总体水平提升的带动下，保健食品、营养强化食品、乳制品等产业规模不断扩大，种类逐渐增多，我国居民追求营养健康的意识进一步提升，需求也开始变得多样化。

4.1.3 逐步调整和高速发展阶段（2000—2008 年）

这一阶段是我国城乡居民生活水平正处于由温饱型向小康型过渡的时期，居民的健康状况仍然需要进一步改善。据 1982 年、1992 年、2002 年的三次全国营养普查的结果显示，我国居民的膳食营养状况有一定改善，居民饮食中"营养过剩"的问题依然存在，导致了我国居民的肿瘤、高血压、糖尿病、肥胖等"富裕性疾病"的发病率大大上升。

2004 年公布的一项居民营养和健康调查结果显示，我国仅成年人高血压、糖尿病、成年人血脂异常和肥胖几项的患病人数就达 4 亿人次。这些疾病和不健康状态的最主要原因是不良生活方式和饮食结构不合理。与此同时，我国医疗保险制度改革将享受公费医疗制度的 1.5 亿人扩大到城镇全体劳动者和离退休人员，达到 3 亿人左右。而列入基本医疗保险品种能够报销的药品，"主要是疗效确切、价格相对低廉的药品"。"其他一些药品，列入补充医疗保险和商业医疗保险的才能报销"，"且个人负担一部分药费"等，使越来越多的人意识到治病不如防病。这些使得民众更加关注食品和健康的关系，对于保健食品、传统主食的需求持续增加。

2001 年，中国加入 WTO 以后，由于出口需求增加，宏观经济快速增长，中国食品工业的增长迎来了更好的发展机遇。2002—2008 年的 6 年间，食品工业产值增加了 3.98 倍，年均增速达到 30%。2008 年中国食品工业产值达到 42 000 亿美元，增长速度超过包括美国、日本、欧盟在内的经济合作与发展组织 30 多个成员国的平均水平（2.3%）。饮料、乳制品、冷冻食品、保健食品、方便食品、膨化食品、添加剂等行业开始占据优势，形成全球第一的食品工业产值。

随着食品工业发展的带动，食品营养健康产业在此阶段达到了高速发展期。根据发达国家的经验，当一个国家的人均 GDP 达到 1500 ~ 3000 美元时，营养健康产业就会崛起，可见该产业与社会经济发展的进程密不可分。2008 年，在全球金融危机的冲击下，我国经济仍继续快速发展，人均 GDP 达到 3000 美元，这标志着中国已经进入了食品营养健康产业的高速发展期。

4.1.4　快速发展阶段（2009 年至今）

2008 年，我国人均 GDP 超过 3000 美元，已经进入中等发达国家行列。在人民生活水平得到显著改善的同时，慢性病发病率也在逐年上升。2010年全国慢性非传染性疾病死亡人数达到413万人，已占到我国总死亡人口的85%以上。慢性病经济负担占我国疾病总经济负担的比例由1993年的54%上升至2009年的69%。据卫生部统计，2012年，我国有超过2亿的高血压患者、1.2亿肥胖患者、9700万糖尿病患者、3300万高胆固醇血症患者，其中65%以上为18～59岁的劳动力人口；2013年我国城镇居民年人均食物消费支出达到6311.9元，占消费总支出的35.02%，分别比2000年增长了2.1倍和下降了3.18个百分点；肉类、奶类等动物性食物消费支出快速增加，同时80%的家庭人均食用盐和食用油摄入量超标，50%的居民水果摄入不足，膳食结构问题依然存在。

截至目前，我国尚未建立系统的老年人专用食品的生产体系，对于日益增长的老年人群体的膳食保健需求仍然存在较大空白，这对相关技术研发提出了新的更高要求。这一阶段，我国食品工业整体由以消化吸收为主的跟进式开发，向自主创新型的发展模式转变，由此将完成加快转变经济发展方式，调整产业结构的重要转型与突围，整个产业发展进入攻坚期。主要特征体现在：对食品安全的关注度加大，发展趋于更加理性；对营养、健康的需求加大；中国传统饮食文化逐渐回归；自主创新正式起步。

就食品营养健康产业发展而言，据不完全统计，2015年食品营养健康产业的产值超过1万亿元人民币，年均复合增长率为20%。统计数据显示，美国健康产业占GDP的比重超过15%，加拿大、日本健康产业占GDP比重超过10%，而我国的健康产业不超过GDP占比的5%。随着"健康中国"战略落地，"十三五"期间围绕大健康、大卫生和大医学的医疗健康产业有望突破10万亿元市场规模，食品营养健康产业的发展将引起新一轮发展浪潮。

4.2　我国食品营养健康产业政策法规

总体来看，我国政府对于食品工业的支持力度与监管力度越来越大，但是与发达国家相比，财政投入仍然有所欠缺，且管理体制有待完善。

1981 年，国家卫生和计划生育委员会颁发《中华人民共和国食品添加剂使用卫生标准》（GB 2760—1981），此后，《食品营养强化剂卫生管理办法》等一系列法案相继出台，用以规范食品营养健康产业中研究、生产与应用的相关行为，推进了我国食品营养健康产业发展体系的逐步完善。

中国营养学会于 1989 年提出了《中国居民膳食指南》，该指南在指导、教育人民群众平衡膳食、增强人民群众的健康素质方面发挥了积极作用。1992 年联合国粮农组织与世界卫生组织在罗马召开了世界营养大会，通过了营养宣言和营养行动计划。会议号召各国政府指导群众改善饮食结构和营养状况，并于 1996 年在塞浦路斯组织了专家咨询会议，专题研究了以食物为基础的膳食指南的制定和应用的建议，作为各国开展此项工作的参考。中国营养学会根据国际上公认的原则及本国的实际情况，对 1989 年提出的《中国居民膳食指南》进行了修改，于1997 年 4 月由中国营养学会常务理事会通过了修订的《中国居民膳食指南》。1997 年 12 月国务院办公厅又制定了《中国营养改善行动计划》来调整和引导食物生产与消费。

就食品营养健康产业的各个具体产业而言，国家根据市场和产业发展的情况不断颁布相应法律法规和规范，促进营养健康产业的发展。

1993 年，卫生部对原有的《营养强化剂使用卫生标准（试行）》进行修改，1994 年发布实施《食品营养强化剂使用卫生标准》（GB

14880—1994），其中许可使用的食品营养强化剂已由原来的 11 种增加到约 75 种，并扩大了其使用范围。在 1996 年又进行了补充（GB 2760—1996），进一步规定了使用范围、添加量及卫生标准的实施细则。

为规范营养保健产业的发展，1995 年 11 月，全国人大常委会通过了新修订的《中华人民共和国食品卫生法》。该法第 22 条、第 23 条和第 45 条，赋予了保健食品明确的合法地位并提出原则要求。1996 年 6 月，卫生部颁布《保健食品管理办法》，指出"保健食品是指能调节人体机能、有特定保健功能的食品，只适合于特定人群食用，不以治病为目的"，并确定保健食品可以申报免疫调节、延缓衰老等 12 种功能。2000 年，《卫生部关于调整保健食品功能受理和审批范围的通知》中规定，保健食品功能受理和审批范围调整为 22 种功能。2003 年，《卫生部关于印发〈保健食品检验与评价技术规范（2003 年版）〉的通知》将保健食品功能调整为 27 种（见表 4-1）。此外，将营养补充剂划入保健食品管理的范畴。国内保健品市场开始了新的变化。所有保健品生产厂家都必须向所在地的省级卫生行政部门提出申请，经初审同意后，报卫生部审批。在综合治理后的几年内，不少不合格的企业被淘汰，国内保健食品生产呈稳步上升态势。

1999 年，我国开始实施《保健食品良好生产规范》，通过制定贯穿于生产全过程的一系列措施、方法和技术要求来保障保健食品的安全和品质。在 2000 年以后，我国的保健品行业进入快速发展阶段，但是仍然存在波动。为了进一步规范保健食品原料的管理，让广大群众和生产厂家更多地了解保健食品原料使用的规定，2002 年，国家卫生和计划生育委员会发布《卫生部关于进一步规范保健食品原料管理的通知》，对既是食品又是药品（指药食同源物品）、可用于保健食品的物品和保健食品禁用物品做出具体规定。同年 8 月，卫生部下发《关于审查〈保健食品良好生产规范〉贯彻执行情况的通知》，明确指出，"到 2003

表 4 - 1　我国审批的保健食品功能

序号	保健功能	序号	保健功能
1	增强免疫力	15	缓解视疲劳
2	抗氧化	16	促进排铅
3	辅助改善记忆力	17	清咽
4	缓解体力疲劳	18	辅助降血压
5	减肥	19	增加骨密度
6	改善生长发育	20	调节肠道菌群
7	提高抗氧耐受力	21	促进消化
8	对辐射危害有辅助保护功能	22	通便功能
9	辅助降血脂	23	对胃黏膜损伤有辅助保护功能
10	辅助降血糖	24	祛痤疮
11	改善睡眠	25	祛黄褐斑
12	改善营养性贫血	26	改善皮肤水分
13	对化学性肝损伤有辅助保护	27	改善皮肤油分
14	促进泌乳	28	营养素补充剂

资料来源：中国保健食品产业发展报告（2012 版）。

年底，凡仍未达到《规范》要求的保健食品生产企业，将一律禁止发放卫生许可证"。国家对保健食品的监管让消费者重新建立了对保健食品的信心。为了进一步维护保健类产品市场秩序，我国在 2005 年颁布的《保健食品注册管理办法（试行)》中对保健类商品给出了明确的定义。

自 2006 年以后，从宏观政策层面而言，我国政府不断出台相应的文件和政策，以推动食品营养健康产业的规范发展。在《食品工业"十一五"发展纲要》中，我国首次提出了"推进公众营养改善行动"的说法，明确提出"注重以营养科学为指导，注重保存食物原料固有的营养成分，优化食品中营养素配比，维护和提升加工食品的营养成分，满足人民生活水平的提高对营养健康的要求"。2007 年，中共十七大提出："健康是人全面发展的基础"，要"完善国民健康政策"，而营养产业正是使全民健康的民生产业。同年，卫生部委托中国营养学会制定了《中国居民膳食指南》，以最新的科学证据为基础，论述了当前我国居民的营养需要及膳食中存在的主要问题。与 1997 年相比，该版指南在居民膳食结构及食物消费方面做了修改，针对各个人群每日的食物搭配及适宜摄入量提出建议，对广大居民具有普遍指导意义。

2010 年至今，我国颁布了一系列的政策法规对食品营养健康产业进行进一步的指导，整个产业走上了更加规范的发展路径。2012 年，在《食品工业"十二五"发展纲要》中，我国政府提出"建立相对完善的保健食品产业国家科技创新体系，形成重点突出、结构合理的保健食品科技总体布局的产学研合作的创新平台"。2014 年，国务院办公厅发布《中国食品与营养发展纲要（2014—2020 年)》，其中特别指出实现目标的政策基础包括：加强营养和健康教育；研究设立公众"营养日"；发布适宜不同人群特点的膳食指南；发挥主要媒体主渠道作用，增强营养知识传播的科学性。有关专家指出该纲要对于引导我国食物结构调整和优化，促进生产、消费、营养协调发展，倡导健康、文明的饮食文化，形成合理膳食模式，提高国民素质和健康水平有重要的意义。同年，国家卫计委发布《全民健康素养促进行动规划（2014—2020年)》，该文件明确了未来一个时期健康素养促进目标和任务，是健康促进与健康教育领域的纲领性文件。

2014 年 12 月 24 日，国家食品药品监督管理总局发布通知，要求加强保健食品监督检查，对虚假夸大宣传等违法违规行为加大检查监督力度，对保健食品开展专项监督抽检。2015 年 8 月，国家食品药品监督管理总局发布《进一步规范保健食品命名有关事项的公告》（2015 年第168 号)，旨在规范保健食品夸大宣传现象。国家食品药品监督管理总局于 2016 年 2 月通过了《保健食品注册与备案管理办法》，该文件的最大亮点是强调注册和备案制相结合的管理模式。在加快审批过程的同时，明确强化了对违法行为的处罚。

值得关注的是，我国 2015 年颁布的新《中华人民共和国广告法》对食品行业产生了巨大影响。该法增加了关于保健食品准则的规定：明确规定不得含有表示功效、安全性的断言或者保证；涉及疾病预防、治疗功能；声称或者暗示广告商品为保障健康所必需；与药品、其他保健食品进行比较及法律、行政法规规定禁止的其他内容，并应在广告中显著标明"本品不能代替药物"。这将使食品企业更加重视产品研发，加速食品产业结构的提升和优化，进一步规范了食品行业发展。

表 4-2　近 20 年来我国食品营养健康产业重要法规

发展历程	主要的文件	包含内容
20 世纪 90 年代至 2005 年	《九十年代中国食物结构改革与发展纲要》	把"引导食物消费，建立科学、合理的膳食与营养结构"作为实现食物发展目标的若干政策措施之一，明确要求"加强膳食营养知识的舆论宣传和科技普及工作"
	《中国居民膳食指南》	结合中国居民膳食和营养摄入情况、营养素需求和营养理论的知识提出膳食建议
	《中国民众最低限度之营养需要》	通过研究提出了适用于不同年龄、性别及劳动、生理状态人群的膳食营养素参考摄入量
2006 年	《食品工业"十一五"发展纲要》	我国首次提出了"推进公众营养改善行动"的说法，明确提出"注重以营养科学为指导，注重保存食物原料固有的营养成分，优化食品中营养素配比，维护和提升加工食品的营养成分，满足人民生活水平的提高对营养健康的要求"
2007 年	中国共产党第十七次全国代表大会	中国共产党第十七次全国代表大会提出："健康是人全面发展的基础"，要"完善国民健康政策"，而营养产业正是使全民健康的民生产业

续表

发展历程	主要的文件	包含内容
2012 年	《食品工业"十二五"发展纲要》	"建立相对完善的保健食品产业国家科技创新体系，形成重点突出、结构合理的保健食品科技总体布局的产学研合作的创新平台"
2014 年	《中国食品与营养发展纲要（2014—2020 年）》	加强营养和健康教育；研究设立公众"营养日"；发布适宜不同人群特点的膳食指南；发挥主要媒体主渠道作用，增强营养知识传播的科学性
2015 年	中国共产党第十八届中央委员会第五次全体会议	提出推进"健康中国"建设，明确了卫生与健康工作在战略全局中的重要地位。习总书记指出要以普及健康生活、优化健康服务、完善健康保障、建设健康环境、发展健康产业为重点，加快推进健康中国建设，努力全方位、全周期保障人民健康
2016 年	食品工业的"十三五"规划	规划指出对食品饮料企业而言，更强调的是商业模式创新；白酒与啤酒领域绝大多数是国资背景，国企改革将使公司释放活力；在竞争较为饱和的中低端酒水市场与乳制品领域，行业兼并整合渐渐提速
2016 年	《"健康中国 2030"规划纲要》	我国首次在国家层面提出的健康领域中长期战略规划，突出大健康的发展理念，有利于履行联合国"2030 可持续发展议程"国际承诺，展现良好国家形象

资料来源：中粮营养健康研究院消费者与市场研究中心。

2016 年 10 月，中共中央、国务院印发了《"健康中国 2030"规划纲要》，要求从国家战略层面统筹解决关系健康的重大和长远问题，同时纲要对我国未来 15 年国民健康发展方向提出了要求，纲要中要求

"制订实施国民营养计划，深入开展食物（农产品、食品）营养功能评价研究，全面普及膳食营养知识，发布适合不同人群特点的膳食指南，引导居民形成科学的膳食习惯，推进健康饮食文化建设"，"积极促进食品融合、催生健康新产业、新业态、新模式"，"强化政府在医疗卫生、食品、药品、环境、体育等健康领域的监管职责，建立政府监管、行业自律和社会监督相结合的监督管理体制"。

4.3 我国食品营养健康产业技术研究发展

食品科学技术进步是食品营养健康产业跨越发展的直接推动力。总体来说，目前食品技术的科技创新已成为各国发展战略中重要的环节。20 世纪 90 年代以来，各国纷纷通过立法及金融机制相结合来推进食品营养健康科技创新。我国也高度重视自主创新，先后修订了《中华人民共和国科学技术进步法》等法律，实施了《国家中长期科学和技术发展规划纲要（2006—2020 年)》《国家"十二五"科学和技术发展规划》等。2012 年 2 月，党中央和国务院出台了《关于加快推进农业科技创新，持续增强农产品供给保障能力的若干意见》中央 1 号文件，把农业科技创新摆在更加突出的位置。作为农产品科技延伸、农产品增值增效的食品产业科技创新也更加得到重视。畜禽水产健康养殖、食品绿色与安全加工、农产品贮存与物流、农副产品高值化深加工及农产品质量安全控制等技术，已成为国家食品产业科技创新发展的优先领域。食品营养健康产业的技术创新是食品工业技术创新的重要组成部分。食品工业技术创新的政策环境得到不断优化，将进一步推动食品营养健康产业的技术发展与创新。

在国家一系列政策的推动和支持下，"十一五"以来，我国食品产业科技创新能力不断提升，引领和支撑了食品营养健康产业技术的发展。截至 2009 年年底，我国大中型食品企业的研发机构数量为 1013 家，新产品开发项目 6964 项，申报专利 5179 项（其中发明专利 1625 项），形成国家和行业标准 520 项，技术改造经费支出 165.2 亿元，用于引进国外技术经费支出约 8.9 亿元，用于购买国内技术经费支出 7.2 亿元。

聚焦到食品营养健康产业中具体的行业来看，在保健食品领域，目前国内外对保健食品的研究处于一个快速发展时期。国内外对功能食品的研究工作主要集中在开发新的功能因子、应用生物技术、完善功能食品的功能和安全评价体系等方面。目前日本、美国等国家和地区的功能性食品研发工作走在前列。

因此，从现状来看，食品营养健康产业的技术研究还有巨大的提升空间。在未来，针对国家在人口与健康方面的重大需求，食品营养健康产业的相关企业与研究机构应开展基于我国居民特色的营养设计与健康调控研究，控制慢性病，提高人群素质和健康水平，实现国民健康保障从"治已病"前移到"治未病"和养生保健，从"被动医疗"转向"主动健康"，为全面提升公众营养水平与生活质量提供理论依据。

整个产业的重大技术工程大致包括五个方面（见表 4 - 3），分别是源头技术创新、核心技术研发、技术集成应用、研发基地规划、新产品开发。具体到前沿技术创新，目前食品营养与健康领域中的前沿研发与技术创新发展趋势主要包括三个：一是组学、生物芯片、大数据等前沿技术的创新发展与应用；二是食品加工过程组分变化、相互作用与调控成为研究前沿；三是食品功能因子的靶向设计与功能实现前沿技术将不断提升个性化营养产品研发能力。

表 4 – 3 营养健康食品领域前沿研发与技术创新发展趋势

研究类型	研究方向
重大基础问题	1. 基于食品营养基因组学的膳食—营养—健康之间的相互作用机制 2. 膳食功能因子通过调节消化道微生态影响人体健康的机制 3. 功能因子在功能食品中应用的量效关系、结构含量以及稳定形态 4. 食品加工过程中组分结构变化与营养品质形成机制
前沿技术与核心技术	1. 基于组学的食品营养健康功能科学评价程序及评价技术系统 2. 重要食品微生物高效筛选与细胞转化技术 3. 食品营养功能的靶向设计技术 4. 现代营养健康食品加工新技术 5. 食品生物大分子修饰与质构重组技术 6. 营养健康食品营养与功能评价检测新技术 7. 食品营养健康大数据技术的应用
共性关键技术	1. 营养健康食品制造关键技术 2. 膳食增补剂的开发技术 3. 营养"配餐"食品（平衡膳食）加工关键技术 4. 特殊膳食食品设计与制造技术 5. 运动营养食品的设计与开发 6. 新型高活性可食用生物制品的研究与开发 7. 食品营养个性化设计技术及产品开发

资料来源：《食品产业科技创新发展战略》。

4.4 我国食品营养健康产业人才队伍建设

我国食品营养健康产业的人才队伍既包括特定产业的从业人员，也包括高校等科研院所的研究人员。2011 年，我国食品工业的就业人数有 682 万人，美国为 157.5 万人。

就高校和科研院所而言，2004 年年底，我国有 156 所全日制本专科学校设有食品学科。到 2011 年，增加至 235 所（见表 4 - 4）。在这些高校中，特别是有硕士、博士点的院校是直接参与食品科研的主体力量。目前高等院校纷纷通过国家"千人计划""万人计划"、教育部"长江学者"特聘计划、国家自然科学基金委员会"杰出青年"计划，引进和培养国内外食品领域的高端人才和团队。全国 235 所高等院校中具有食品科学一级博士授权资格的有 21 所，每年能够为食品工业及相关行业输送近 10 万名毕业生；以不同培养目的实施的校企联合培养、卓越工程师计划、国际联合培养、专业学位培养等人才培养模式在高校的食品科学中全面实习。总体而言，我国食品科学基础研究的队伍在逐步扩大，水平也在不断提升。

表 4 - 4　全国设置食品类专业的高校情况

单位：所

学校总数	235						
学科层次	本科院校		硕士点院校		博士一级授权院校		
	235		>100		21		
院校层次	985 院校	985 优势学科创新平台院校	211 院校		教育部直属院校		其他
	10	7	33		15		177
院校类型	综合类	农林类	理工类	师范类	财经类	民族	医药	其他
	69	41	53	25	11	5	13	18

资料来源：《食品科学技术学科发展报告（2012—2013 年)》。

在食品科学中，食品营养健康是食品科学融入营养学、生理学、生物化学、化工分离、材料科学与工程、医药科学等学科的研究成果和工程技术手段，不断探索食品组分对人体健康的作用机制，功能食品组分提取、分离、纯化和高效利用以及分子营养学、生理学、营养组学、代谢组学和基因组学等领域内的学科前沿技术而不断发展起来的。该领域主要涉及营养生理需求和食品加工两个范畴的基础研究与学科发展，其人才队伍也在不断扩充（见表 4 – 5）。

表 4 – 5 食品营养健康相关学科本专科招生人数

单位：人

年份	本专科学生招生人数
2001	28 590
2002	35 742
2003	42 643
2004	52 607
2005	73 127
2006	85 690
2007	92 310
2008	104 895

资料来源：《食品科学技术学科发展报告（2012—2013 年)》。

目前，我国在食品营养健康产业的人才培养上仍然存在诸多不足。现代食品营养健康产业需要的不仅仅是食品工程技术类的人才，更迫切需要食品经营管理人才，诸如战略决策、市场分析、原料资源采购控制、品牌经营、资本运作、营销贸易、财务融资、食品安全管理等方面，都迫切需要既掌握食品科学技术知识又具有经营管理技能的、文理并具的复合型高级经营管理人才。而目前这样的人才相当稀缺，因为我国高等院校对食品工程技术人才和管理人才的培养仍处于相对独立的状态，培养出来的食品工程技术人才有食品专业知识，但缺乏经营管理知识；而一般的企业管理人才又因为缺乏食品工程技术的知识而难以适应食品企业的需求。"农""工""商"一体化的现代食品产业急迫需要"农""工""商"一体化的人才。

除了高校的人才培养，社会组织也在积极培育相关人才。近年来，中国营养学会已从原有数量不多的会员，发展至目前的 13 000 余名会员，并下属包括妇幼营养、老年营养、公共营养、临床营养、特殊营养、营养与保健食品以及微量元素营养7个专业分会。此外，全国29个省、自治区、直辖市均有自己的地方性营养学会。

目前国内的营养师人才资源不足，尤其是高技能公共营养师缺乏。调查表明，目前我国绝大部分学校、幼儿园、餐饮连锁机构、养老院、社区、机关、企业、部队等基本上都没有专职的营养师。据不完全统计，我国现有从事公共营养师工作的专业人员约4000名，虽然人数在不断增多，但是与发达国家相距甚远。同时，我国营养教育和专业营养师的培训还较为滞后，无法满足大众的需求。

总体而言，我国食品营养健康产业的人才培养任务日益迫切，教育培养需要加强梯队优化，市场人才队伍需要培养复合型高质量人才，国家需要继续加强对于科研人才队伍的重视与培养，同时重视结合市场情况，培养更符合市场需求的人才。

4.5 我国食品营养健康产业产品发展沿革

从新中国成立至今，随着食品工业技术的发展，我国的食品营养健康产业的产品从数量和种类上均呈现不断增多的发展趋势。"十一五"以来，随着我国食品产业技术的不断提升，新产品不断涌现，开发了方便营养米、玉米化工醇、苹果果胶、小麦专用粉、低温肉制品等一批关系国计民生、量大面广的大宗食品和农产品等新产品，提高了农产品加工转化能力和附加值，培育了以绿色、营养为特色的功能食品、大城市现代营养配餐以及益生菌发酵剂和制剂等新兴健康食品，增强了国民健康素质和产业的核心竞争力。

目前，我国已经开发出DHA、牛磺酸、低聚糖、免疫因子、功能性低聚糖、活性多肽蛋白质、微量元素、叶酸等促进婴幼儿与孕妇生长、抗氧化、减肥、辅助降血脂、降血压、降血糖、辅助改善老年记忆的系列功能因子。并以此为基础开发出婴幼儿奶粉、婴幼儿辅食、婴幼儿保健品、特殊医学用途婴儿配方食品；抗癌硒强化食品已涉及乳饮料、乳制品、矿泉水、豆奶、饼干、谷物及其制品、口服液、饮液（酒）、花茶、维生素制剂和食盐等各类食品。低盐食品、低脂食品、低胆固醇食品在一定程度上有利于心血管疾病的预防和治疗。此外，还开发了新型维生素、维生素饮料，以及螺旋藻、谷氨酰胺、超氧化物歧化酶、真菌菌类食品及药用植物的提取物和乳铁蛋白等适宜高原缺氧环境和辐射环境条件下特殊人群的膳食用食品（见表 4-6）。

表 4-6　营养健康食品产品发展阶段

阶段	时期	优势行业与代表产品	产业与产品特点
缓慢起步阶段	1949—1979 年	"5410" 婴儿代乳粉、中药传统补品	种类少，产量低，保健食品以滋补为主
成长阶段	1980—2000 年	蜂王浆、娃哈哈儿童营养液、太太口服液、三株口服液、脑黄金、红桃 K、AD 钙奶	保健食品主要是营养及祖传中草药，营养补充剂等
逐步调整和高速发展阶段	2000—2008 年	饮料、乳制品、冷冻食品、方便食品、膨化食品、添加剂等行业；代表产品有脑白金、安利纽崔莱	品类更加健全，关注营养健康，保健食品既有中草药，也有生物制剂营养补充剂
消费升级阶段	2008 年至今	婴儿配方食品、抗癌硒强化食品、低盐食品、低脂食品、低胆固醇食品、益生菌、益生元产品	高科技产品，满足不同人群需求

资料来源：《食品产业科技创新发展战略》，东方健康电子商务（北京）有限公司行业调查。

再聚焦到食品营养健康产业中的重要行业来看，以保健食品行业为例，从 20 世纪 80 年代开始成长以来，在 30 年内，已经迅速成长为一个独特的产业。产品数量和种类在不断增多。就数量而言，自 1996 年卫生部颁布实施《保健食品管理办法》以来，截至 2011 年 6 月，15 年时间获批准的保健食品总数已达 11 339 种，其中具有功能的保健食品 9658 种（国产 9100 种，进口 558 种），营养素补充剂 1681 种。就种类而言，根据保健食品的发展历程可将其分为三类，即三代保健食品。第一代保健食品，又名初级保健食品，仅根据食物中的营养成分或强化的营养素来推知该类食品的功能，未经严格的实验证明或科学论证。这代保健食品包括各类强化食品及滋补食品，如鳖精、蜂产品、乌骨鸡、螺旋藻等。第二代保健食品须经过动物或人体实验，证明其具有某种生理调节功能。第二代的保健食品较第一代保健食品有了较大的进步，其特定的功能有了科学的实验基础。我国卫生部审查批准的保健食品中大部分属于这一代产品，如三株口服液、脑黄金、脑白金、太太口服液等。第三代保健食品不仅其特定生理调节功能需经动物或人体实验，证明其可靠性，而且还需确知有该项功能的功效成分的化学结构及其含量。第三代保健食品具有功效成分明确、含量可以测定、作用机理清楚、研究资料充实等特点。如鱼油、多糖、大豆异黄酮、辅酶 Q10 等。

总体而言，整个食品营养健康产业的产品种类在不断增多，产品质量不断提升。不过由于目前基础研究不足，产品创新仍然存在瓶颈。例如目前我国生产的保健品中 90% 以上属于第一代、第二代产品，且产品功能相对集中，主要集中在增强免疫力、缓解体力疲劳、辅助降血脂、抗氧化和润肠通便等功能，功能覆盖面窄，产品形式单一，缺乏创新产品。从营养健康食品产品功能分布上看，产品结构不尽合理，低水平重复现象屡有发生。此外，营养健康创新食品由于在口味口感改善技术上仍存在技术缺口，导致产品推广存在障碍，消费者接受度较低，在产品研发中需要对这一方面进行补充，以推进整个行业的快速发展。

4.6 我国食品营养健康产业商业模式

20 世纪 70 年代末以后，随着食品产业整体市场化程度的不断提高，食品营养健康产业成为较早进入较完全竞争的产业之一。整个产业的商业模式在不同行业和企业之间均存在差异。以下主要从渠道途径、盈利模式和企业战略层面对典型行业和企业做出分析。

4.6.1 渠道途径

营养健康食品主要通过传统商业渠道、直销模式、会销模式、电子商务模式等途径进行宣传和销售。以保健食品为例，保健食品在传统商业渠道（药店、商场和超市等）上已经形成相对稳定的销售模式。在 20 世纪 80 年代末 90 年代初期开始走入药店。据不完全统计，现在药店销售的保健食品占整个保健食品市场销售的比例为 20%。保健食品在商场、超市等零售渠道发展也较为迅猛。根据政府相关报告，我国保健食品零售市场规模从 2009 年的约 7 万亿元增长到 2011 年的约 13 万亿元，年复合增长率大于 20%。渠道由北京、上海、广州等一线城市向二三线城市的市场发展。未来的趋势是通过药店、超市等渠道针对不同的消费群体进行差异化销售。除了传统商业渠道外，直销和会销也是保健食品营销的重要模式。从 20 世纪 90 年代发展至今，已有 20 多年的历史。保健食品企业主要通过直销中产品品质的口碑相传逐步建立自己的品牌形象。其间，由于政府 1998 年的"一刀切"和 2005 年的两个"条例"，即《直销管理条例》和《禁止传销条例》，直销行业经历了被整顿和规范的过程。保健食品会销也是一种本土化特点鲜明的销售模式，主要形式有联谊会、报告会等，其核心卖点是通过一系列的客户关系系统，建立企业与客户忠诚度的营销模式。

随着互联网的发展，电子商务模式也开始在保健食品中普及，包括针对消费者的 B2C、C2C 两种模式，以及企业间的 B2B 模式（见表4-7）。

表4-7 营养健康食品网络销售常见的模式

类型	概述	代表企业
网上综合商场	C2C 电子商务模式	淘宝网、拍拍网
垂直商店	综合类 B2C 模式	淘宝商城、京东商城、红孩子
直销网站	独立运营模式	安利美国、自然之宝、GNC
直营药店	网上销售药品的网站 同时销售保健食品	金象大药房、药房网
综合模式	服务性网站（保健品 B2C 虚拟店＋呼叫中心模式）	益生康建
其他模式	口碑、团购类型、网上代购、 线上订购、线下消费模式	中国医药保健品进出口 商会购物网等

资料来源：《中国保健食品产业发展报告（2012 版）》。

4.6.2 盈利模式

食品营养健康产业依托于食品产业发展，其盈利模式相对传统，但随着产业发展逐渐出现形式多样的盈利模式。从传统的"产品生产—销售"的单一盈利模式到近来的"全产业链式""OEM 代工盈利"等。总体来看，盈利模式可以分成三大类：一是规模发展型，由"追逐销量增长、产能扩张"等规模化成长的企业创造，在这类盈利模式下企业面向大众化市场，制造主流产品，通过大规模渠道分销实现"销量提升"，其快速盈利往往通过产品销售、渠道利润和品牌溢价等实现；二是价值引领型，企业利用资源、技术等优势推高产品价值，或是改进消费体验，传播品牌文化，例如安利推出了"体验战略"服务，客户可以参观用于制作蛋白粉饮品的绿色植物的生长过程，享受免费的体质监测服务，体验美食制作过程等；三是外力助推型，企业通过战略联盟或是资本助推等形式，通过合作实现优势互补，例如中粮对"蒙牛"进行收编，中国前三名的乳制品企业已是"国有资本"的天下。

具体到品类来看，营养健康食品中保健食品的盈利模式具有鲜明的特点，自20世纪80年代以来，我国保健品行业的盈利模式大致可以分为三个阶段。一是"产品"阶段：以太阳神、中华鳖精等为主要代表，其特征是以产品为核心，很少有广告宣传或没有广告宣传，只是借助一定的新闻背景或特定的时代背景来推动产品的销量。二是"广告炒作＋产品"阶段：以巨人、脑白金、海王等为主要代表，其特征是通过一系列的广告宣传、进行概念炒作为核心，对消费者进行"洗脑"，从而达到提升销量的目的。三是"服务＋产品＋广告"阶段：以安利、中脉等为主要代表，其特征是以服务、健康咨询为核心，为消费者的健康提供全面的服务，从而带动产品的销售，再通过少量的广告宣传提高产品的知名度，增加消费者对产品、对企业的信任度，而达到使消费者重复消费产品的目的，提高顾客忠诚度。

除保健食品外，普通食品开始通过功能性因子的添加，或者突出原料本身的营养特性而将营养健康作为产品利益点，提升产品溢价。此外，挖掘食物新资源也成为未来发展的趋势之一，潜在的食品资源主要包括基因工程和细胞技术开发新的食品、野生植物、海洋食品等。为营养健康食品提供了创新的机会点，并为产品利益点提供了更多组合选择。

4.6.3　企业战略

随着食品营养健康产业的发展，大型企业逐渐向规模化、集团化方向发展，形成了从"田头到餐桌"的跨越农业、工业、商业的新型全产业链经济模式。由"全产业链"中的每一个环节下潜进入细分市场，企业之间的竞争已演化到企业价值链之间的全方位竞争。在该阶段食品制造业之间的竞争蔓延到其上游和下游企业，企业竞争向综合性竞争方向转移。而中小型企业虽然在资金和资源上并不占据优势，但是在我国居民消费升级的大趋势下，消费者对于产品的需求越来越个性化，中小企业在发展过程中可以针对其中的某一个具体的细分领域进行深入的挖掘，实现对消费者需求的聚焦，以满足市场需求。

综上所述，我国未来食品营养健康企业商业发展模式发展趋势主要有三个：一是以全球化、信息化、市场化为特征的产业模式日渐成熟。从产业竞争的角度看，未来将不再是成本、研发、质量、品牌、销售等单一环节或要素的竞争，而是整个产业链系统能力的竞争。企业需要从优化"产业链生态"出发，力争实现各环节通力合作。二是销售模式不断创新、营销区域进一步拓展，例如国外推出"套餐"保健品，我国可以借鉴该种销售模式。此外，农村地区是保健品的潜在市场，企业可以积极拓展。三是构效、量效关系明确的营养与健康食品将成为市场主流，大量应用高新技术、功能明确、形式多样是未来功能食品发展的主要特点。

纵观中国食品营养健康产业的发展历程，主要有以下几个方面的特点：一是国家支持力度与监管力度越来越大，但是与发达国家相比，财政投入仍然不够有力，且管理体制有待完善；二是市场需求广阔，但是公众营养知识普遍缺乏，这在一定程度上会限制我国食品营养健康产业的发展；三是产业发展速度较快，表现在国内企业规模增长迅速，且产品种类不断增多；四是产业发展存在波动性与局限性，表现在产品质量仍然参差不齐，整个产业发展会因为食品安全与质量问题出现波动，且企业普遍存在重销售而轻研发的现象，国际新信息获取不够及时，这使得我国缺乏具有国际竞争力的食品企业。

参考文献：

1. 闫燕. 中国发展营养产业机遇与挑战并存——访国家发改委公众营养与发展中心主任于小东 [J]. 食品安全导刊, 2010 (2): 19 - 21.

2. 徐志海, 孙贺, 马丽娜, 等. 中国营养食品发展现状与趋势 [J]. 黑龙江粮食, 2014 (1): 21 - 23.

3. 盛莉. 有机食品产业循环经济效益研究 [D]. 武汉: 华中科技大学, 2006.

4. 钱乃余. 中国城镇居民食品消费与食品物流保障研究 [D]. 成都: 西南财经大学, 2010.

5. 徐华锋. 中国保健食品行业状况和发展趋势 [J]. 食品工业科技, 2004 (12): 6 - 10.

6. 李显军. 中国绿色食品产业化发展研究——理论、模式与政策 [D]. 北京: 中国农业大学, 2005.

7. 骆建忠. 基于营养目标的粮食消费需求研究 [D]. 北京: 中国农业科学院, 2008.

8. 李哲敏. 近50年中国居民食物消费与营养发展的变化特点 [J]. 资源科学, 2007, 29 (1): 27 - 35.

9. 吴林海, 郭娟. 我国城乡居民食品消费结构的演化轨迹与未来需求趋势 [J]. 湖湘论坛, 2010 (3): 66 - 71.

10. 李辉尚, 李哲敏, 孔繁涛, 等. 日本居民营养变迁及对中国的启示 [J]. 世界农业, 2015 (7): 40 - 46.

11. 刘志皋. 我国食品营养强化发展概况 [J]. 中国食品添加剂, 2002 (2): 3 - 8.

12. 吴锦涛, 李惠, 刘婧楠, 等. 我国食品营养强化剂的发展状况 [J]. 科技资讯, 2015 (2): 215 - 217.

13. 毕重铭. 我国营养强化食品发展概况与存在问题 [J]. 职业与健康, 2005, 21 (12): 1908 – 1910.

14. 张华松. 无公害产品、绿色食品、有机食品之区别 [J]. 乡镇经济, 2002 (8): 47.

15. 徐华锋. 中国保健食品行业状况和发展趋势 [J]. 食品工业科技, 2004 (12): 6 – 10.

16. 卢意, 崔慧, 陈美思, 等. 绿色食品发展现状 [J]. 现代食品, 2016 (6): 38 – 39.

17. 王运浩. 中国绿色食品发展现状与发展战略 [J]. 中国农业资源与区划, 2011, 32 (3): 8 – 13.

18. 曹勋, 张玲亚. 中国有机产业发展现状浅析 [J]. 湖北农机化, 2016 (2): 58 – 60.

19. 张新民, 陈永福, 刘春成. 中国有机农业发展的现状与前景展望 [J]. 农业展望, 2009 (1): 19 – 22.

20. 葛可佑, 杨晓光, 程义勇. 平衡膳食 合理营养 促进健康——解读《中国居民膳食指南 (2007)》[J]. 中国食物与营养, 2008 (5): 58 – 61.

21. 葛可佑. 中国居民膳食指南的阐述 [J]. 中国食物与营养, 1997 (2): 36 – 38.

22. 赵兵辉, 赵新星, 石瑾瑜, 等. 史上最严《广告法》实施 保健食品"最受伤"[J]. 广西质量监督导报, 2015 (10): 55 – 56.

23. 赵刚. 保健食品的发展与中国的对策 [J]. 中外食品工业信息, 2000 (2).

24. 陈云. 宝善堂保健品公司创业发展案例研究 [D]. 北京: 清华大学, 2004.

25. TING MARK TA – TIEN. 保健类商品信任机制与购买行为研究 [D]. 济南: 山东大学, 2014.

26. 李文跃. 保健品行业管理与公众利益关系的研究 [D]. 上海: 华东师

范大学，2007.

27. 韩峰. 我国保健品市场的营销管理研究［D］. 兰州：兰州商学院，2007.

28. 金晓梅. 浅谈中小型保健品企业的人员流失问题［J］. 商，2013（15）：50.

29. 司富春，宋雪杰，高燕. 我国养生保健产业健康快速发展策略研究［J］. 中医研究，2014，27（9）：4-7.

30. 马涛，刘贺，王勃，等. 全谷物营养食品开创民生健康产业发展新时代［J］. 农产品加工，2013（8）：98-100.

31. 中国保健协会，中国社会科学院食品药品产业发展与监管研究中心. 中国保健食品产业发展报告（2012版）［M］. 北京：社会科学文献出版社，2012.

32. 李辉尚. 基于营养目标的中国城镇居民食物消费研究［D］. 北京：中国农业科学院，2015.

33. 财经网. 中国乳品行业发展历程［EB/OL］. http://www.caijing.com.cn/2012-03-06/111725788.html［2012-03-06］.

34. 生物探索. 十万亿资金助力"健康中国"战略，卫计委启动《健康中国建设规划（2016—2020年)》编制工作［EB/OL］. http://www.biodiscover.com/news/industry/122770.html［2015-10-27］.

35. 王薇. 功能食品科技发展战略研究［D］. 北京：中国农业科学院，2006.

36. 徐开新，高健. 中国现代食品产业的发展与食品经济管理人才的培育［J］. 高等农业教育，2008（5）：47-50.

37. 贾敬敦，蒋丹平，陈昆松. 食品产业科技创新发展战略［M］. 北京：化学工业出版社，2012.

38. 同花顺财经. 我国食品工业科技进步明显 经济运行平稳 挑战与机遇并存［EB/OL］. http://news.10jqka.com.cn/20110929/c523674363.shtml

[2011 - 09 - 29].

39. 刘辉，李发财，杨海军. 保健食品市场现状及发展趋势 [J]. 农产品加工（创新版），2011（9）：16 - 17.

40. 金英姿. 浅谈我国营养师的现状与发展前景 [J]. 农产品加工（学刊），2012（10）：125 - 130.

41. 中国科技技术协会，中国食品科学技术学会. 食品科学技术学科发展报告（2012—2013 年）[M]. 北京：中国科学技术出版社，2014.

第2部分

北京食品营养健康
产业现状分析

第 5 章
北京食品营养健康产业发展概况

　　北京作为国内最发达城市之一，具备人口结构丰富、可支配收入水平高、教育水平较高及食品营养健康意识强等特点。目前北京地区食品营养健康产业正处于成长时期，市场上的营养健康食品产品从最开始单一的维生素补充剂逐步发展成产品丰富形式多样（包含原材料天然健康、含功能因子添加的普通食品，营养强化食品，保健食品等产品）。虽然目前北京食品营养健康产业发展态势良好，依然有诸多方面亟待完善，如食品与营养健康相关法律体系不够健全、本土产品功能种类划分不明确、宣传和服务不足，与国外先进市场存在较大差距。整体看来北京食品营养健康产业发展历程总趋势与全国发展过程基本一致。

5.1　北京食品营养健康产业发展阶段

　　整体看来北京食品营养健康产业发展历程总趋势与全国发展过程基本一致。具体可分为五个发展阶段：缓慢起步阶段（1949—1979 年）、成长阶段前期（1980—1989 年）、成长阶段中期（1990—1999 年）、成长阶段向快速发展阶段转型期（2000—2009 年）和快速发展阶段（2010 年至今），如图 5 - 1 所示。

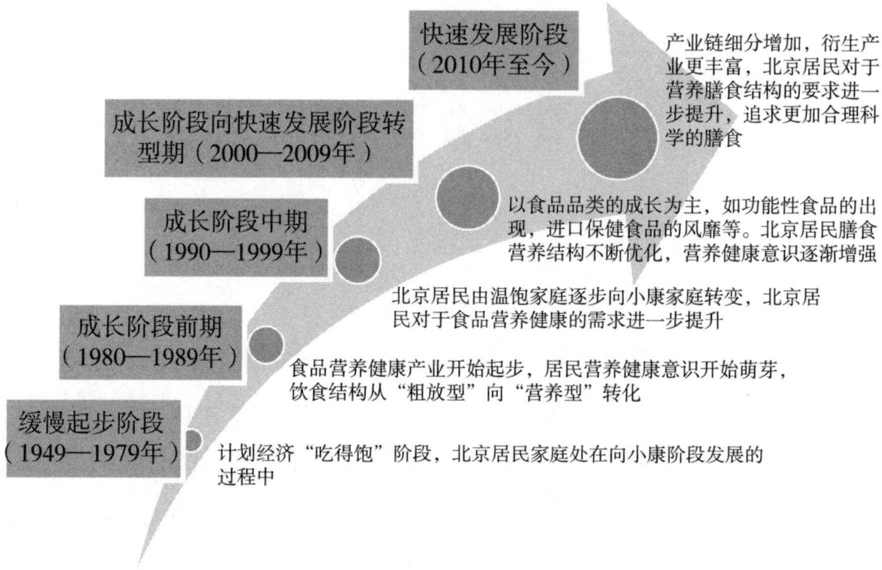

快速发展阶段
（2010年至今）

产业链细分增加，衍生产业更丰富，北京居民对于营养膳食结构的要求进一步提升，追求更加合理科学的膳食

成长阶段向快速发展阶段转型期（2000—2009年）

以食品品类的成长为主，如功能性食品的出现，进口保健食品的风靡等。北京居民膳食营养结构不断优化，营养健康意识逐渐增强

成长阶段中期
（1990—1999年）

北京居民由温饱家庭逐步向小康家庭转变，北京居民对于食品营养健康的需求进一步提升

成长阶段前期
（1980—1989年）

食品营养健康产业开始起步，居民营养健康意识开始萌芽，饮食结构从"粗放型"向"营养型"转化

缓慢起步阶段
（1949—1979年）

计划经济"吃得饱"阶段，北京居民家庭处在向小康阶段发展的过程中

图5-1 北京食品营养健康产业生命周期特征

资料来源：中粮营养健康研究院消费者与市场研究中心。

5.1.1 缓慢起步阶段（1949—1979 年）

新中国成立初期至改革开放前，北京居民家庭处在向小康阶段发展的过程中。这一阶段，虽然北京居民家庭的主食以细粮为主，附以一定量的粗粮，但副食除夏季外主要以白菜和咸菜为主，如猪牛羊肉、家禽、鱼虾蛋类、糖酒、瓜果、糕点等副食的摄入极少。

5.1.2 成长阶段前期（1980—1989 年）

1978 年以后，北京居民食品消费出现重要转变，由"主食"消费为主向以"副食"消费为主转化，开始从"粗放型"向"营养型"转化，人们开始有意识地注意食品的营养结构。粮食消费支出从 1978 年的 66.14 元上升到 1990 年的 93.37 元，增加了 27.23 元，仅占全部食品支出的 9.18%；同时，粮食的消费结构也发生了变化，人们开始由消费生粮为主向以消费粮食加工产品为主转化。此外，蔬菜的供应量和品种大大增加，蛋类供应问题到 1983 年已根本好转，奶制品的供求矛盾得以解决。但是从人均占有量（年人均占有牛奶达 40.9 千克）来看，牛奶作为重要的营养食品，仍然没有成为北京居民的日常消费。水果和肉类消费品，在这一阶段也逐渐成为北京城镇居民食品消费的重要内容。

5.1.3　成长阶段中期（1990—1999 年）

这一阶段北京居民由温饱家庭逐步向小康家庭转变，北京居民对于食品营养健康的需求进一步提升。1990 年北京举办亚运会后，与世界交流变得频繁。在这样的背景下，部分北京居民在意识形态上已经开始重视营养健康的饮食习惯，但是由于缺少正规和系统的教育指导，北京市居民的整体营养健康意识仍然处于相对初级的阶段。果蔬类食品消费量由 1990 年的 183 千克/人/年增长到了 1995 年的 257 千克/人/年。虽然人们有了营养健康的意识，但是饮食上还是以吃得"好"为主，总体而言缺乏一定的科学性。肉类消费量从 1990 年的 40.1 千克/人/年增长到了 55.3 千克/人/年，植物油从 1990 年的 8 千克/人/年增长到了 10 千克/人/年（见图 5 - 2）。然而，粮食的摄入量整体增长较慢，由于对科学饮食的认识不足，豆类及豆制品甚至出现了消费量回落的情况。1999 年，北京美兰德信息公司对北京城区居民进行的"消费品位"调查结果显示，新鲜度和营养价值已成为居民购买食品的首要因素。居民在健康投资中，第一位用于提高食品质量（占 54.12%）；第二位用在健身活动上；第三位用于购买保健品；第四位为治病吃药。

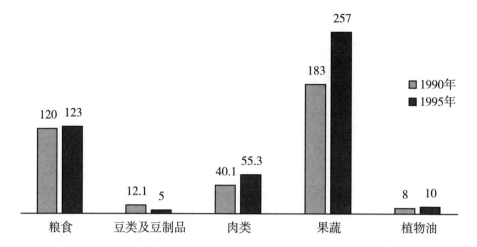

图 5 - 2 1990 年与 1995 年北京城区部分食品消费量比较（单位：千克/人/年）

资料来源：《中国食品工业年鉴（2015）》。

5.1.4 成长阶段向快速发展阶段转型期（2000—2009 年）

这一时期北京居民整体的收入与人均可支配收入水平显著提升，部分家庭基本达到了小康水平。粮食、蔬菜、肉禽等传统食物已成为生活的必需品。北京市疾病预防控制中心在 2009 年进行了 2009 年北京市居民营养健康状况监测，并与 2002 年的调查结果进行了对比分析。就整体趋势而言，2002—2009 年，北京市居民蔬菜、奶类摄入量增加，油盐摄入量减少，三大营养素供能比趋于合理，膳食结构有所优化，多数维生素、矿物质的摄入量得到改善，但是仍存在不利于健康的因素，比如，脂肪供能比、油盐摄入量依然较高，维生素 A、钙等维生素矿物质缺乏依然存在，钠的摄入量需继续降低，深色蔬菜、鱼虾类、奶类摄入量亟待提高。就不同类别的膳食具体来说，有如下几方面的变化：第一，北京市居民谷薯类摄入量有所下降，但种类呈现多样化，尤其是城区粗杂粮的消费数量、比例有所增加。第二，蛋类及其制品摄入量有所上升。第三，2009 年北京市居民蔬菜消费量较 2002 年显著增加，虽达

到中国居民膳食宝塔的推荐摄入量，但增加的主要是浅色蔬菜（185.6
克），而富含多种微量营养素和抗氧化成分的深色蔬菜的摄入量几乎没
有变化，仅占蔬菜摄入总量的 10%，距离平衡膳食推荐的 50% 的要求
甚远。水果类消费量亦增长较多，农村地区甚至增长了一倍，每人每日
达到 168.5 克。第四，2009 年北京市农村居民畜禽肉类消费量有所增
加，与城区摄入量相当，均高于平衡膳食的推荐量，且以猪肉消费为
主。第五，奶及奶制品摄入量在 2002—2009 年有大幅度增长，但是距
离平衡膳食推荐的 300 克仍有较大差距，仅达到推荐量的 68%（城区）
和 16%（农村）。

尽管居民的膳食营养结构不断优化，营养健康意识逐渐增强，但是
依旧存在着一些问题亟待解决，如高血压、糖尿病、肥胖等与饮食息息
相关的慢性病对北京市民的健康依然产生了较大的影响。北京市卫生局
于 2007 年发布了对慢性病危险因素监测的调查报告。从中可知，北京
市居民慢性病危险水平不断增高，发病率和死亡率持续上升，居民死因
中近 80% 属于慢性病，全市慢性病防治形势十分严峻。具体来看，高
血压患病率高达 29.1%，糖尿病患病率为 6.6%，血脂异常患病率为
31.1%。此外，北京市成年人一半以上超重或肥胖，超重率和肥胖率分
别为 33.2% 和 16.4%，80% 左右的人食用油和盐过多。

5.1.5　快速发展阶段（2010 年至今）

在这一阶段，从食品消费来看，北京地区干鲜瓜果类和奶及奶制品
类食品从 2010 年到 2012 年都增长相对较多，消费量均远远超过全国平
均水平。肉禽及其制品类和油脂类食品，在北京从 2010 年到 2012 年均
低于国家平均水平。北京居民对于营养膳食结构的要求进一步提升，追
求更加合理科学的饮食。

根据 2010—2012 年北京市居民营养与健康状况监测结果显示，这

一期间北京市居民人均每日摄入植物油 36.2 克，比 2002 年下降
33.7%；人均每日摄入盐 9.7 克，比 2002 年下降 27.6%；人均每日摄
入畜禽肉类 73.2 克，蛋及蛋制品 43.1 克，均满足平衡膳食推荐量的要
求；深色蔬菜人均每日摄入量 89.5 克，较 2002 年增加了 92.8%；人均
每日水果摄入量为 132.0 克，比 2002 年增加 26.0%；人均每日谷薯类
摄入量为 335.7 克，比 2002 年减少 15.4%。这说明北京市居民膳食结
构较十年前有较大改进，健康促进成果初见成效。但居民生活方式的改
变仍然较慢，如北京市居民人均每日摄入盐 9.7 克，植物油 36.2 克，
仍高于平衡膳食推荐量的要求；人均每日摄入奶及奶制品 73.6 克，大
豆类及坚果 16.9 克，鱼虾类 16.4 克，深色蔬菜 89.5 克，与平衡膳食
推荐量对奶及奶制品（300 克）、大豆及坚果（30 ~ 50 克）、鱼虾类
（75 ~ 100 克）、深色蔬菜（150 ~ 250 克）的要求相比，差距较大（见
图 5 – 3）。

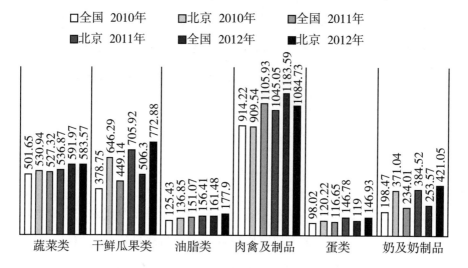

图 5 – 3 2010 年与 2012 年北京和全国部分食品消费量比较（单位：克）

资料来源：《中国食品工业年鉴（2015）》。

虽然北京地区近 20 年内人们收入和生活水平有了较大的提高，但

是消费者的行为习惯具有惯性，已养成的饮食习惯仍需要较长时间去改变，需要通过政府以及社会舆论等渠道进行较长时间持续性的宣传和推广，从而进一步提升北京居民膳食营养健康的观念。

5.2　北京食品营养健康产业政策法规

北京近年来颁布实施了多项与食品营养健康相关的法律法规，对食品营养健康产业的发展起到了积极的促进作用（见表 5-1）。

表 5-1　北京地区食品营养与健康有关法规条令

年份	政　策
1999	33 号文件提出启动北京市学校营养午餐计划
2005	《北京市保健食品卫生许可证管理办法（暂行）》
2009	《健康北京人——全民健康促进十年行动规划（2009—2018 年)》
2009	《健康北京人——母婴健康行动项目（妇幼保健）实施方案》
2011	《北京市中小学校卫生防病工作规划（2011—2015 年）》
2013	《北京市中小学校健康食堂十条指导准则》
2013	中国儿童营养健康教育项目——北京
2014	《北京市中小学校健康食堂试行标准》
2014	《北京市中小学生健康膳食指引》
2014	《孕产妇人群的营养干预指南》
2015	12320 公共卫生热线（北京）开设营养专家专席
2015	《关于贯彻落实〈中国食物与营养发展纲要（2014—2020 年)〉有关工作的通知》（京卫疾控字〔2014〕77 号)

资料来源：中粮营养健康研究院消费者与市场研究中心。

在北京出台的相关政策法规指南中，主要集中在中小学生的营养健康问题上。从 1999 年到 2011 年，在北京市学校营养午餐计划实施的十多年里，城区学生的营养状况得到了很好的改善，而农村学生的营养状况相较城区仍然存在关注不足的问题。2011 年，《北京市中小学校卫生防病工作规划（2011—2015 年)》提出，在继续做好城区学校营养餐工作的基础上，在农村学校全面推广学校营养餐。2013 年，为了提高中小学生的营养健康知识，改善他们对待营养健康的态度，帮助他们形成健康的饮食行为，在中国疾病预防控制中心营养与健康所在中国营养学会的支持下，于北京开展了中国儿童营养健康教育项目，以学校为基础进行营养宣教活动。在政策保障方面，2010 年 11 月卫生部在北京召开营养标准专业委员会（以下简称"营养标委会"）成立大会。大会由卫生部卫生政策法规司主办，中国疾病预防控制中心营养与食品安全所和中国营养学会承办，联合国儿童基金会协办。营养标委会的成立是从组织机构人手，加强营养标准制定工作的计划性、科学性，逐步完成营养标准体系的建设，使营养健康工作达到规范化、标准化的要求。

在特殊人群关注方面，2014 年，北京地区孕产妇人群膳食不合理，导致肥胖、巨大儿，以及维生素、矿物质缺乏等疾病的患病人数增加的情况加剧。北京市针对该类重点人群开展了营养健康促进活动，强化健康膳食的指导和干预。同时发布《孕产妇人群的营养干预指南》以防止孕产妇多发病症。

在响应国家政策方面，为更好地贯彻落实国务院办公厅印发的《中国食物与营养发展纲要（2014—2020 年)》，提高北京市居民营养与健康知识水平，改善居民营养与健康状况，北京市卫生和计划生育委员会发布了《关于贯彻落实〈中国食物与营养发展纲要（2014—2020年)〉有关工作的通知》（京卫疾控字〔2014〕7 号)，从以下四方面开展食品营养健康相关工作。一是加大宣传力度，普及食品和营养的健康知识，提高居民的健康素养；二是针对重点人群和重点地区开展营养健康促进活动，强化健康膳食的指导和干预，引导居民形成科学的膳食行为；三是完善北京市居民营养监测体系，加强对监测信息的分析和利用，开展营养改善工作；四是加强定期督导和评估。自 2015 年起，每三年监测一次居民营养状况，每两年监测一次学生营养状况。同时针对学生、老人、中青年劳动力人群和孕产妇进行营养膳食指导干预，同年在12320公共卫生热线开设营养专家专席，定期为市民解答食品营养和平衡膳食方面的问题。

总体来说，北京地区在法律法规中更多地倾向于儿童和青少年，在老龄化问题日益加剧的过程中需要进一步加强对于老年人群体食品营养健康需求的关注。虽然此前已进行过有益的尝试，比如"老年人小饭桌"，但远远未能满足老年人的营养需求。从整体的政策来说，北京在食品营养健康政策制定上为全国各省市起到了带头示范作用，并能积极地贯彻国家的政策方针。

5.3　北京食品营养健康产业产品发展沿革

北京食品营养健康产业产品的发展沿革主要基于不同发展阶段北京居民对于食品营养健康的需求。

在北京食品营养健康产业成长阶段前期，北京居民已对食品营养健康有了一定的认识，食品所含各类营养元素的营养特性也逐步被认识。由国家公众营养与发展中心和国家公众营养改善项目办公室组织国内营养专家，根据北京居民营养健康状况和饮食习惯，参照国际营养强化的标准，联合古船面粉，启动了一个公共营养改善项目，推出"7 + 1"营养强化面粉（见图 5 - 4）。其中，"7"为基础配方，包括铁、锌、钙、维生素 B_1、维生素 B_2、叶酸、烟酸；"1"即维生素 A，为建议配方。在"7 + 1"营养强化面粉的基础上，随后，古船面粉又推出"7 + 1"饺子粉。

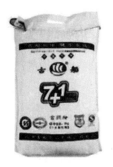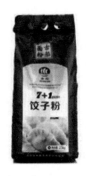

图5-4 古船"7+1"面粉

除了营养元素添加之外，北京的食品营养健康产业的发展也表现在传统食品的创新，营养健康食品企业开始用天然的食物原料对产品进行添加，以增强产品的营养健康价值。北京稻香村糕点在为糖尿病和高血糖人群特制的糕点中添加鹰嘴豆，鹰嘴豆中富含叶酸、钾、镁、磷、锌、铜和维生素 B_1，适合糖尿病和高血压人群。2008年，豆制品不再局限于豆腐、豆浆等传统食品，而是开始重视新型大豆食品的研究与开发，从大豆中分离的大豆蛋白、大豆磷脂、大豆膳食纤维、大豆异黄酮等健康元素，已被用于各种各样的食品中。此时，大豆能量饮料、大豆蛋白粉、大豆饼干等大豆健康食品，已成为广受北京市民青睐的新型大豆食品。目前，对于产品应用的开发范围越来越广，如特殊膳食用肉制品加工，益生菌冰淇淋的研制开发以及植物蛋白饮料等。

随着消费者对食品营养健康认知的深入，消费者对于营养健康食品的原材料有了新的更高的要求。以果汁为例，在汇源等品牌推出"100%纯果汁"的产品后，近年来，应消费者需求而生的非浓缩还原果汁在市场上日益受到认可，非浓缩还原果汁缩短加工环节，尽可能减少果汁在加工过程中营养元素的损失。由于加工特性，这一类型的果汁在物流过程中需要冷链进行运输以保证其品质，同时货架期相对较短，无形中推高了产品的价格，但消费者仍愿意花费更高的价格为自己的健康买单（见图5-5）。同时由于消费者对于营养健康食品的需求，也要求与食品营养健康产业相关的存储、物流、销售等环节进行相应的完善和升级，以更好地促进食品营养健康产业的发展。

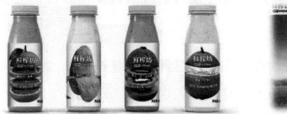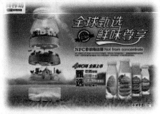

图 5 - 5　汇源鲜榨坊 NFC 鲜榨果汁

除此之外，目前市场上营养健康食品涉及的范围越来越广，从添加甾醇、DHA 的食用油、降血脂的燕麦，到全麦面包等，产品已实现针对不同人群、不同功效、不同食用场景等多维度进行开发研制。与此同时，根据消费者的需求，保健品产品市场也逐步壮大起来。据 2005 年的相关统计，在产品所声称的保健功能中，以营养素补充剂功能为最多，占总数的 39.5%，其次是增强免疫力、缓解体力疲劳、增加骨密度、辅助降血脂等功能。造成这种格局的原因主要是居民认为从自身日常饮食中无法摄入足量的营养元素，需要额外补充营养素来平衡。

保健品行业对北京地区的营养健康产业至关重要，发展过程中也需要功能性食品、营养强化食品和更营养的基本食品的相辅相成，全面发展。功能性食品、营养强化食品更加偏向于食品形态。从消费者食物的选择标准看，其购买考虑因素中重要性由高到低顺次为口味、营养、价格、方便、外观。因此，在发展功能性食品和营养强化食品和更营养的基本食品时，保证食品的口味至关重要，产品如果因为营养配方致使消费者很难接受其口味，也会对市场推广产生很大的影响。在未来，营养健康食品的发展中消费者对于产品的认知以及需求会对产品的创新产生巨大的影响。

5.4 北京食品营养健康产业高校及科研院所研发创新及产业人才发展现状

北京地区在食品营养健康产业的研发创新方面优势明显，拥有多所进行食品营养健康相关研究的高校，如中国农业大学、北京工商大学、北京林业大学、北京农科院、中国农业科学院、北京大学医学院等，还包括北京食品科学研究院、北京市营养源研究所、中国食品发酵工业研究院、北京农林科学院、国家疾控中心营养与健康研究所、中国农机院、国家粮食局科学研究院等多家食品营养健康相关科研机构，从事食品营养健康相关的基础研究和应用研究工作。以北京市营养源研究所为例，近年来主要进行四大平台功能的完善工作，具体包括：一是建立特殊膳食用食品技术研发平台；二是建立人体健康预警测评与营养干预技术研究平台；三是食品营养成分分析检测技术研究平台；四是食品营养与功能评价共性技术研究平台，为北京市食品营养健康产业发展提供了有力的支持。

通过调研了解，北京地区当前的食品营养健康相关研究的主要方向（见表 5-2），研究领域涉及谷物主食类、植物蛋白类、禽蛋类、功能性肉制品、功能性食品、保健食品以及功能性原料等多个研究领域。

表 5-2 北京食品营养健康相关的主要科研方向

高校及研究机构	研究领域	主题
中国农业大学	特殊人群	●学生饮用奶计划
	谷物主食类	●营养粥米等食品的配方和加工技术研究 ●休闲（即食）莲子食品生产的技术开发

续表

高校及研究机构	研究领域	主题
中国农业大学	植物蛋白类	• 中性植物蛋白饮料的稳定机理研究 • 杏仁综合利用技术开发
	功能性食品	• 沙棘复合饮料生产技术服务 • 驴肉驴奶功能成分分析 • 普洱茶关键技术研究 • 肠内全营养液加工技术研究与产业化
	功能性原料	• 生猪屠宰加工设备与骨血产品开发及产业化示范 • 优良益生菌菌株分离鉴定及产业化 • 芦笋提取物（速溶芦笋粉）的生产工艺及其应用技术 • 双歧杆菌的筛选、功能评价及产业化应用研究 • 嗜热真菌耐热木聚糖酶的产业化关键技术及应用
	乳制品	• 干酪制造与副产物综合利用技术集成创新与产业化应用 • 新型乳制品加工关键技术集成创新与新产品开发
北京工商大学	谷物主食类	• 基于亲水胶体与面团关键组分互混互作改善面团品质的立体化机理探索 • 基于面团重构模型研究双酶协同对面团体系生物大分子互作的影响机制及调控
	功能性食品	• 益生菌冰淇淋加工过程冷冻胁迫致菌体损伤机制及控制策略研究
	功能性原料	• N–糖基化作用对新型链霉菌木聚糖酶基因功能性表达的影响机理研究 • 天然抗氧化剂调控食品中 Maillard 反应抑制糖基化终产物形成的分子机制

续表

高校及研究机构	研究领域	主题
中国疾控中心营养与健康研究所	功能性原料	• 功能食品资源优化及评价共性关键技术研究
	营养健康教育	• 中国家庭营养技术指南编写
	特殊人群	• 早期儿童营养补充关键技术研究
	消费者研究	• 中国居民盐相关知信行研究
北京食品科学研究院	功能性肉制品	• 特殊膳食用肉制品加工技术 • 肉用发酵剂制备技术 • 骨、血及内脏为原料的生物制品和功能食品原料等综合技术研究开发
	植物蛋白类	• 大豆及植物蛋白（传统豆制品、素食制品、设备研发、综合利用） • 豆渣纤维食品综合开发利用
	谷物主食类	• 杂粮食品（固体及液体饮料、大麦茶、麦片粥、蜜渍豆等）
	禽蛋类	• 禽蛋系列制品（速溶蛋粉、配方蛋粉、蛋清的加工利用）
北京市营养源研究所	保健食品	• 绞股蓝软胶囊制剂及其制备方法 • 紫苜蓿茶蔬粉的开发 • 氨糖复合蛋白咀嚼片的开发 • 双菇口服液的开发 • 乳酸菌蛋白咀嚼片的开发
中国食品发酵工业研究院	谷物主食类	• 工程主食（米和面）产品开发 • 低 GI 谷物产品开发 • 功能性油脂产品的开发 • 高蛋白谷物饮料

续表

高校及研究机构	研究领域	主题
中国食品发酵 工业研究院	功能性原料	• 复合糖元的开发与利用 • 果蔬渣制备功能性膳食纤维技术 • 青稞麸皮提取制备 β - 葡聚糖 • 柠檬苦素类似物的提取技术 • 植物黄酮和多糖的同步提取分离技术 • 天然果蔬酵素的生物制备技术 • 食源性低聚肽产业化制备集成技术
	功能性食品	• 益生菌蚕豆/绿豆酸奶生产技术 • 低糖高蛋白速溶坚果固体饮品生产技术 • 功能性饮料
	保健食品	• 水苏糖系列健康产品研究开发 • 纳豆及其相关保健产品
	植物蛋白类	• 植物蛋白饮料 • 谷物豆奶及豆奶粉生产技术 • 素乳（液体和粉体）产品开发

北京食品营养健康相关高校每年为食品营养健康产业发展输送本科人才逾 3000 人，硕士及博士人才逾千人，为产业发展提供源源不断的后备力量。其中，北京工商大学食品学院有教职工 125 人，其中教授 24 人，副教授 39 人，博士研究生导师 10 人；中国工程院院士 3 人（含双聘院士 2 人），享受国务院特殊津贴专家 4 人。中国农业大学食品科学与营养工程学院拥有博士授权一级学科"食品科学与工程"，学院有 6 个博士点、7 个硕士点，共有 117 名教职工。其中教授 41 人，副教授 47 人，学院有"长江学者奖励计划"特聘教授 1 人。北京林业大学在食品营养健康方向有 1 个国家工程实验室，3 个省部级重点实验室，1 个北京高等学校实验教学示范中心。学院在职教工 118 人，专任教师中，教授 32 人，副教授 32 人，具有博士学位的教师有 87 人。其中专任教师 91 人，包括中国工程院院士 1 人，千人计划学者 1 人。北京地

区高校及科研院所在人才队伍建设方面处于我国食品营养健康产业前列。

在居民营养保障方面，北京市卫生局先后对全市 700 多名营养配餐员进行了营养基础知识、膳食评价和食谱设计等技能培训；设计开发了膳食评价与营养软件，解决了营养师队伍不足、学生营养食谱设计困难等问题。2012 年 5 月，北京营养师协会成立，致力于促进营养与健康知识和机能的应用、普及和推广，提高首都乃至全国人民的健康水平、促进科学的营养理念在群众中的普及。2014 年 3 月，北京市举办首批中小学校园营养师培训。校园营养师的职能是评估学生餐食谱，指导学生食堂制作营养餐，同时在学生中普及健康膳食知识。首批接受校园营养师培训的人员为 200 名。

尽管北京地区在食品营养健康产业相关院校及科研机构的科研实力较强，优势也较为明显，但仍然存在科研成果转化较慢的情况，一定程度上影响了食品营养健康产业的快速发展；并且在现有的研究课题中针对人群细分和特殊人群的相关研究较少。随着我国消费升级进程的推进，不同消费人群的需求会越加精细化，在北京目前的科研方向上需要进一步明确人群需求，有针对性地进行研发，以保证科研结果能够满足社会需求，并具有可落地性。

参考文献：

1. 孟凡新，许颖. 北京市老年保健品品牌选择及影响因素分析［J］. 财经界（学术版），2014（24）：269.

2. 佚名. 关注学生营养 健康食堂先行——北京市疾病预防控制中心举办第 24 届中国学生营养日主题宣传活动［J］. 中国学校卫生，2013（6）.

3. 张卫. 北京中小学校食堂试行新标准［J］. 中国食品，2014（21）：46.

4. 宋超，张宝良，赵芳，等. 北京烟台两地小学生和教师营养健康教育效果评价 [J]. 中国预防医学杂志，2015，16 (10)：814 – 817.

5. 常朝辉. "孕期、哺乳期妇女及婴儿营养与健康培训班"在北京举办 [J]. 营养学报，2010 (4)：412.

6. 佚名. 科学论证大健康 [J]. 食品科技，2015 (6).

7. 佚名. 北京市药品监督管理局关于印发《北京市保健食品卫生许可证管理办法 (暂行)》的通告 [J]. 首都医药，2005，12 (22)：2 – 3.

8. 李锐，刘东红，于春媛，等. 北京市 2005～2008 年保健食品注册初审情况分析 [J]. 首都医药，2009 (3)：55 – 56.

9. 陈文，吴峰，谷磊，等. 从北京保健食品市场调查结果探讨保健食品管理问题 [J]. 北京联合大学学报：自然科学版，2008，22 (4)：7 – 10.

10. 牛牧. 迎接营养师的春天！——北京营养师协会成立大会暨第一届会员大会在京召开 [J]. 中国食品工业，2012 (6)：76.

11. 北京营养师协会. 推动营养立法 加强营养宣教 持续改善公众营养 [EB/OL]. http://www. dietetic. org. cn/zixun. aspx? id = 580.

12. 北京市举办首批中小学校园营养师培训 [EB/OL]. http://www. dietetic. org. cn/zixun. aspx? id = 421 [2014 – 03 – 20].

13. 北京营养师协会. 北京"食育教育"试点工作启动 营养师进校园配餐 [EB/OL]. http://www. dietetic. org. cn/zixun. aspx? id = 231.

14. 段梅红，黄迎. 迫在眉睫 势在必行 呼吁我国营养保健食品卫生检测法规尽早出台——访功能食品专家、北京大学分校生物系教授金宗濂 [J]. 中国食品工业，1994 (4).

15. 殷建忠. 中国营养学会教育工作委员会在北京成立 [J]. 营养学报，2013 (1).

16. 滕立新，段佳丽，赵海，等. 北京市中小学校午餐供餐状况 [J]. 中国学校卫生，2012，33 (6)：654 – 655.

17. 李航，祁琨，马爱娟，等. 北京市成年居民对营养标签的理解与应用

情况 [J]. 首都公共卫生, 2015, 9 (4): 154-157.

18. 高天海. 大豆食品营养科普工程近日在北京启动 [J]. 食品科技, 2008 (11): 73.

19. 佚名. 卫生部营养标准专业委员会在北京成立 [J]. 营养学报, 2011 (1): 39.

20. 张卫. 北京: 将设热线指导市民平衡膳食 [J]. 中国食品, 2015 (3): 44.

21. 余萍, 范志红, 李萌, 等. 营养和安全因素对北京消费者牛奶产品选购的影响 [J]. 乳业科学与技术, 2013, 36 (6): 14-17.

22. 刘浩宇. 北京市居民饮食及营养状况调查分析报告 [J]. 北京城市学院学报, 2010 (2): 47-52.

23. 高天海. 大豆食品营养科普工程近日在北京启动 [J]. 食品科技, 2008 (11): 73.

24. 王民乐, 侯明迪, 吕晓莲, 等. 食品行业的经济背景、态势与发展趋势——《北京市食品科技发展方向与对策》研究之一 [J]. 食品科学, 2000, 21 (12): 161-187.

25. 张太原. 1956—1978 年北京居民家庭的食品消费生活 [J]. 当代中国史研究, 2001, 8 (3): 103-112.

26. 王玉英, 陈春明, 何武. 1990～1998 年中国食物消费与膳食结构 [J]. 卫生研究, 2000, 29 (5): 288-293.

27. 佚名. 北京: 马铃薯馒头初探市场 [J]. 乡村科技, 2015 (13): 18.

28. 王文化, 董磊, 苏江莲, 等. 北京市城郊居民食品消费观念和行为比较 [J]. 中国慢性病预防与控制, 2009, 17 (1): 21-24.

29. 李瑾, 杨利琼, 秦向阳, 等. 北京市城镇居民食物消费特征与发展趋势 [J]. 广东农业科学, 2010, 37 (8): 345-348.

30. 赵耀, 沙怡梅, 喻颖杰, 等. 北京市居民 2009 年膳食营养状况及变化趋势分析 [J]. 中国公共卫生, 2010, 26 (12): 1595-1596.

31. 韩胜文. 北京市居民乳品消费行为研究 ［D］. 北京：中国农业科学院，2008.

32. 洪阳. 北京市奶业现状调查与发展对策 ［J］. 中国食物与营养，2007 (3)：38 – 39.

33. 张太原. 改革开放以后北京城镇居民食品消费生活的变化 ［J］. 当代中国史研究，2003 (9)：61 – 70.

34. 北京市人民政府. 北京市 2013 年度卫生与人群健康状况报告 ［M］. 人民卫生出版社，2014.

第 6 章
北京食品营养健康产业供给分析

目前，北京市正在逐步向新经济型城市转变，产业布局的主要趋势是调整第二产业的结构和布局，提高第三产业比重，具体表现在大力发展文化产业、旅游产业和会展产业等高附加值的产业；第二产业结构的调整表现在行业由劳动和资本密集型的重化工业向技术和知识密集型的高新技术工业发展过渡，制造业由传统产业向高新技术产业、重化产业向轻化产业调整。在布局方面，一些传统的重污染、重工业制造业企业逐步由北京市迁出，搬入京郊的高新技术产业园区。整体呈现以北京地区为核心提供技术与知识输出，将生产环节辐射在北京周边，为北京市场的产品供给提供区位优势。

6.1 北京食品营养健康产业生产布局

北京目前有 28 个开发区，分为 3 大类型，分别是 3 个国家级开发区、18 个市政府批准的开发区和 7 个由区县政府设立的开发区（见表 6 - 1）。就产业集群而言，北京目前存在着以中关村核心区为依托的高科技产业集群、以开发区为载体的现代制造业产业集群、以金融街金融产业和 CBD 生产性服务业为代表的现代服务业的产业集群三类初具规模的产业集群。

表6-1　北京市工业园区

级别	开发区（工业园区）名称
3个国家级开发区	1. 中关村科技园区 2. 北京经济技术开发区 3. 天竺出口加工区
18个市政府批准设立的开发区	4. 八大处高科技园区 5. 北京空港工业区 6. 林河工业区 7. 环保产业园区 8. 通州工业开发区 9. 永乐工业开发区 10. 光机电产业基地 11. 石龙工业区 12. 生物工程与医药产业基地 13. 大兴工业开发区 14. 良乡工业开发区 15. 雁栖工业开发区 16. 凤翔科技开发示范区 17. 兴谷工业开发区 18. 滨河工业开发区 19. 密云县工业开发区 20. 八达岭工业开发区 21. 延庆县经济技术开发区
7个区县政府设立的开发区	22. 小汤山镇工业区 23. 北京高丽营金马工业区 24. 轻纺服装服饰园区 25. 采育京津塘科技园区 26. 房山科技工业园 27. 北房经纬工业小区 28. 马坊镇工业小区

资料来源：《全球价值链下北京产业升级研究》。

就食品加工业聚集区而言，根据不完全统计，截至2012年，北京市共有 18 个食品加工业集聚区，分布在顺义区、昌平区、大兴区、平谷区、房山区、怀柔区、延庆县、密云县 8 个区县。其中以顺义区数量最多，共有 5 个集聚区。2012 年，北京市食品加工业集聚区总面积为28 310 亩，单个集聚区平均面积为 2178 亩；在各区县中，顺义区食品加工业集聚区的总面积最大，为 12 986 亩；就集聚区而言，平谷区兴谷工业区面积达到 7548 亩，位居单个集聚区面积首位。整体看来，集聚发展已经成为北京市食品加工业发展的重要趋势。

北京市食品加工业呈现出明显的集聚发展态势。各区县食品加工企业均向所在区县产业集聚区、开发区等集中，同时引领了其他关联企业进驻。据调查，8 个区县共有食品加工企业 299 家。其中规模以上食品加工企业 108 家，占 36.1%。全市市级以上食品加工龙头企业共有 72家，其中有 22 家分布在食品加工业集聚区，比例为 30.6%。北京市食品加工业在集聚发展中，重视上下游关联企业的引进和发展。据统计，18 个产业集聚区（园区）共聚集企业 929 家，包括规模以上企业 154家。关联产业集群发展，实现了产业互补与协同发展。

目前，在京津冀一体化的趋势下，三地的食品企业也在加大合作力度，促进地区间协同发展，为北京市的食品营养健康产业提供发展的新机遇。就生产领域而言，机遇主要体现在两个方面：一是为北京食品企业转移提供生产基地。河北省内环京津，辖 11 个地级市，面积 18.85万平方公里，具备承接北京食品产业转移的地域优势。北京周边现有河北省级以上开发区 210 家，目前已整合 40 个平台和载体（涵盖 65 个开发区），做好了承接北京食品企业转移的准备。北京市政府积极支持相关产业向京外区域转移，努力推动中关村政策向天津、河北覆盖。二是为北京食品企业扩大产能开辟原料基地。河北作为一个农业大省，食品生产原材料充足，价格相对低廉。2012 年，河北粮食产量为 3246.6 万吨，油料 142.8 万吨，肉类产量 343.0 万吨，奶类产量 470.4 万吨（见

表6-2）。北京的农副产品加工类企业可向原料生产基地迁移，实现原料供给、加工生产及产品销售一体化。

表6-2 2012年京津冀食品工业主要原料产品产量

单位：万吨

	粮食	肉类	油料	奶类
北京	113.8	27.3	1.3	65.1
天津	161.8	33.9	0.6	67.9
河北	3246.6	343.0	142.8	470.4

资料来源：《北京安全食品产业链与产业聚集关系研究》。

北京的经济开发区中，有部分经济开发区聚集了较多的食品企业，如密云开发区、平谷兴谷开发区、怀柔经纬开发区、昌平北七家镇工业园区等。其中，密云开发区因其良好的生态环境和自然资源禀赋吸引了众多的食品企业，形成了较大规模的食品企业生产基地聚集区。

北京密云工业开发区是1992年5月由北京市政府批准成立的现代化工业区。目前开发区在大力发展现代制造业、电子信息产业、高新技术产业和生物食品产业。在食品营养健康产业中，以伊利、太子奶、宏宝莱等为代表的生物食品产业基地均已形成一定规模。密云独特的生态环境和自然资源禀赋为这些食品加工企业提供了良好的生产环境。国内最大的乳品巨头之一伊利集团将其国内最大的酸奶生产基地放在这里；国内最大的乳酸菌发酵企业太子奶集团将其黄河以北最大的生产基地建在密云。平谷兴谷开发区依托于平谷良好的自然生态和水质资源，重点发展食品、饮料、保健品、调味品等绿色农产品深加工企业，聚集了包括旺旺集团、千喜鹤食品公司、老才臣食品公司、华邦饮料公司、吉盛客食品公司等14家饮食品企业。基地内建有"北京健康产业中试与孵化基地"等科技研发机构，专门进行农林果产品开发的专业研究与试验，为北京营养健康食品产品供应做出了积极贡献。

为衡量地区产业发展情况，通过区位商等方法计算并分析了北京市产业集群的发展情况，其中北京食品加工与饮料生产业的综合区位商指标在全国 50 个城市中分别排名第八位、第九位，产品市场占有率较高，具有较强的市场竞争力。区位商（Location Quotient，LQ）也称为区域规模优势指数或区域专门化率，表示该地区某一行业的规模水平和专业化程度，因此，相应地也可以根据产业销售收入、企业数量、企业从业人数来计算区位商。例如企业从业人员数区位商是指某区域某行业就业人员数与该区域全部行业就业人员数之比和全国该行业从业人员数与全国所有行业就业人员数之比相除所得的商。区位商越大，该地区该产业的比较优势越明显。区位商大于 1，可以认为该产业是地区的专业化部门；如果区位商小于或等于 1，则认为该产业是自给性部门。北京的食品制造业和饮料制造业的综合区位商均大于 1，说明了这两个产业的专业化水平较高，具有一定的生产优势与竞争力（见表 6 - 3）。北京主要的食品营养健康企业的生产和加工基地大多将生产和加工中心分布在怀柔、大兴、房山、通州等地，整体分布相对集中。

表 6 - 3　北京市食品有关产业集群竞争力分析

制造业指标	产品销售收入区位商	企业从业人员数区位商	企业个数区位商	综合区位商	综合区位商排名
食品制造业	1.32	1.80	1.56	1.56	8
饮料制造业	1.33	1.49	0.99	1.27	9
农副食品加工	0.54	0.91	0.69	0.71	20

资料来源：《中国城市竞争力报告 No.3 集群：中国经济的龙脉》。

虽然北京的食品制造业和饮料制造业具有一定的竞争力，但是资源、环境性因素对北京食品工业的发展仍然具有刚性约束力。北京地区是一个农产品资源相对匮乏的地区，种植业和养殖业在北京的规模逐渐缩减或外移，以农产品为主要原料的食品加工企业产能受到限制；北京也是一个水资源短缺的城市，以水为主要原料或耗水量大的食品企业如酒、饮料制造业也受到了发展政策的限制；相当多的食品企业仍处于劳动密集型产业的发展阶段，由于北京地区人力资源、劳动力成本和商务成本高，增加了企业运营成本；食品产业相对于化工、制药、供暖、交通等企业，是一个污染较低且容易控制的行业，但在北京严格的节能、减排、降耗刚性约束下，北京的某些食品生产企业仍然面临巨大的技改压力，因而在一定程度上影响了企业的发展，同时首都食品安全和监管的准入标准日趋严格，工艺技术落后或环保标准不高的食品企业将被限期调整、淘汰。

6.2　北京食品营养健康产业市场概况

近年来北京营养健康食品产业发展迅速，已经形成了良好的市场基础和发展规模。以整体食品工业发展情况为例，北京目前现有食品企业1700家，其中规模以上的企业有300家，从业人员10万人，涉及"农副食品加工业""食品制造业""酒、饮料和精制茶制造业"与"烟草制造品"四大行业板块。2013年北京食品工业的主营业收入为1110.47亿元，同比增长8.75%，其中，四大行业板块分别完成405.79亿元、429.80亿元、227.94亿元和46.94亿元，分别占北京食品工业主营业务收入的36.54%、38.70%、20.53%和4.23%，实现净利润48.51亿元。在北京食品产业发展良好的市场状况下，作为普通食品升级产品的营养健康食品，具有较好的市场前景。

食品工业在北京都市产业中占有重要地位。2012年，北京规模以上工业企业完成工业总产值17 800亿元，其中都市产业总产值为1540亿元，食品工业产值达842.77亿元，分别占工业总产值和都市产业总产值的4.74%和54.7%。

6.3　北京地区食品营养健康重点企业分析

北京目前现有食品企业 1700 家，其中规模以上的企业有 300 家，从业人员 10 万人。北京保健品生产企业 319 家，占全国保健品生产企业数量（2587 家）的 12%，位居全国各城市之冠。绿色食品相关产品和企业：2015 年北京绿色食品企业 67 家，与 2011 年相比增加 3.5 倍，相关产品 288 个。在北京市食品营养健康产业研究的过程中，我们重点走访了四家具有代表性的企业——北京三元食品股份有限公司、北京同仁堂集团、北京稻香村和北京古船食品有限公司。这个四个企业均根植北京，与北京的食品营养健康产业共同发展，覆盖了主副食等不同品类，且各自为自身行业内较领先的企业，并具有北京地方的特色，在食品营养健康方面有一定的建树。

6.3.1　重点企业调研

（1）北京乳制品行业——北京三元食品股份有限公司

北京三元食品股份有限公司（以下简称"三元食品"）是以乳制品为主，兼营麦当劳快餐的中外合资股份制企业，根植首都 60 年，其前身是成立于 1956 年的北京市牛奶总站，1968 年更名为北京市牛奶公司，1997 年成立北京三元食品有限公司，2001 年公司改制成为北京三元食品股份有限公司。作为北京的本土企业，三元整体的营业收入约占北京乳制品市场的 51%。低温奶方面，三元食品占北京市场的 96.7%，北京市常温奶市场中蒙牛、伊利和三元基本平分秋色，约各占 30%。

三元食品采用全产业链的供应方式，由奶源供应到终端产品销售均有涉及，三元食品乳制品的奶源供应分布在北京周边，对于生产原料的供应具备良好的区位优势。全产业链是以消费者为导向，从产业链源头、从每一个环节做起，实现食品安全可追溯，形成安全、营养、健康的食品供应全过程。三元从绿荷养殖中心的优质奶源开始，再到先进的湿法工艺，最后到严格的质检，建立了产品的全程控制体系，实现了原料端、生产端、运输端、流动端、监管端等环节的无缝衔接，确保了产品质量的安全可追溯，充分发挥了全产业链优势。从奶源到加工生产、再到销售都保持在北京周边，以此保证了产品的新鲜程度、食品的安全性等。由于三元食品在北京市场还肩负着民生工程的重任，多年来都保留着价格最便宜、毛利率最低的袋装奶产品。其目的就是为了保障北京市民均可以买到产品质量有保证的乳制品。在销售方面除了常规的销售模式外，三元有很大一部分业务在于入户送奶服务。

在食品营养健康产业研发中，三元食品在我国乳业中名列前茅，开辟了中国奶牛高科技养殖的先河，且拥有集科研、开发、中试、信息中心、品控为一体的乳业研发中心。有着先进的硬件设备，以及优秀的研发团队，中心先后开发研制出各类乳制品达 200 多个规格品种。尽管常温奶品类毛利率极低，三元食品依然保证产品线完整，同时三元还具有国内乳品企业中屈指可数的奶酪产品业务。此外，三元还具有奶源优势。"得优质奶源者得天下"是乳品行业的共识。北京三元拥有稳定优质的奶源渠道，绿荷养殖中心所饲养的奶牛全部是我国最好的品种荷斯坦奶牛，并且三元的奶牛存栏量位居行业第一，优质奶牛的生产繁育技术在全国名列前茅。此外三元还在我国内蒙古呼伦贝尔和澳大利亚开辟新的奶源基地。

三元食品在食品营养健康产业中存在的最主要问题是科研结果超前于消费者认知，在乳制品开发过程中使用的先进技术和概念不能被消费者认识和接受，导致市场对于一些新产品接受度不高，使得公司在市场营销过程中形成闭环，导致公司在进一步发展的过程中遇到困难。

（2）北京保健食品行业——北京同仁堂集团

北京同仁堂，创建于清康熙八年（1669 年），是著名的老字号，至今已有 300 多年的历史。1992 年 8 月，中国北京同仁堂集团公司正式成立。1997 年 6 月，北京同仁堂股份有限公司在上海证交所挂牌上市。近年来，集团坚持"以现代中药为核心，发展生命健康产业，成为国际知名的现代中医药集团"的发展战略，以"做长、做强、做大"为方针，以创新引领、科技兴企为己任，销售收入、实现利润、出口创汇及海外终端数量均居全国同行业第一。北京同仁堂目前在国内有直营店 2000 多家，其中旗下的健康药业就有 1600 多家。形象店遍布全国 20 多个省市及东南亚各国。

由于同仁堂所拥有较强的品牌资源、资金资源以及较好的市场基础，在面对保健品行业的巨大市场发展潜力面前，近年来同仁堂开始发展其保健品产品，主要有长白山中国林蛙油、健康酒、食用阿胶、营养保健系列（其中包括阿胶杞黄口服液、多种维生素、蜂胶胶囊等）等与营养健康相关的产品线。在我国膳食观念中有"医食同源、药食同源"之说。现代药理研究表明，中药里含有的营养物质比普通饮食要广泛得多，丰富得多。这使得消费者对于中药在食品营养健康方面应用的认同程度较高，同时同仁堂具备丰富的原材料资源，这些都为北京同仁堂在保健品行业的发展奠定了较好基础。从国际化战略的角度看，国际市场对中药的接受程度较保健品相对较低，因此保健品可以作为同仁堂在中药国际市场成熟前积累经验和测试市场的平台。在同仁堂国际化的当前阶段，以保健品带动出口是一个合理的策略选择。

在科研方面，同仁堂研究院是由两个上市公司的研究所、一个国家工程中心和集团公司博士后科研工作站组成，主要负责为同仁堂集团系统服务，开发高精尖产品，开展共性技术研究。随着科技创新体系的逐步完善，科技创新工作取得了显著成绩。近 20 年，同仁堂开发新产品

679 个，其中药品 176 个，保健食品 92 个，食品 288 个，化妆品 123 个。自 1992 年以来，同仁堂承担政府重大科技项目 60 余项，其中国家级项目 28 项，北京市级项目 34 项。

同时，同仁堂目前也面临着一些问题：2015 年，我国颁布了最新的《广告法》，其中对于保健品的宣传和推广有了更加严格的规定，例如"明确规定不得含有表示功效、安全性的断言或者保证；涉及疾病预防、治疗功能；声称或者暗示广告商品为保障健康所必需；与药品、其他保健食品进行比较及法律、行政法规规定禁止的其他内容，并应在广告中显著标明'本品不能代替药物'。"由于新《广告法》的颁布，如何让消费者准确认识产品成为一个很大的问题，目前，我国的消费者对于保健品认知不够清晰，营养健康意识相对薄弱，在保健食品的市场营销成为同仁堂在市场营销过程中面临的巨大挑战。

（3）北京糕点行业重点企业：北京稻香村

北京稻香村始建于清光绪二十一年（1895 年），位于前门外观音寺，南店北开，前店后厂，时称"稻香村南货店"，是京城生产经营南味食品的第一家。1926 年稻香村被迫关张，1984 年年初复业，至今已形成 35 个直营店和 100 多家加盟店、1 个食品配送中心、1 个 14 万平方米的中心工厂和 1 个 4 万平方米的原料加工基地的规模，生产中西糕点、熟食制品、速冻食品、休闲小食品等 12 个系列的 400 多个品种，年销售收入达 40 亿元。

由于产品革新速度慢、产业发展受到限制，糕点行业整体近几年增长速度下滑明显，但总体保持上升趋势。而北京稻香村在糕点行业一直保持着很高的增长速度，全国糕点行业市场份额占有率第一，2015 年销售额 59 亿元。目前，北京糕点市场逐渐趋于饱和，在一些新式品牌强势进入北京市场以及整个行业发展放缓的影响下，北京稻香村目前增长率也相对减缓。

在产品线方面，北京稻香村共设有 13 类产品，其中包括混糖糕点、酥皮糕点、西式糕点、蒸炸糕点、糕点礼盒、其他糕点、熟食、二十四节气节令食品、速冻产品、糖醇糕点、面包主食、休闲食品。在生产及运输方面，北京稻香村产品生产集中在北京市及周边的 OEM 工厂，出于对产品质量的把控，所有北京稻香村生产的产品必须先运输到工厂，再向外市场及经销商配发，这样的生产模式运输成本过高，将北京稻香村的主要销售地区局限在北京，在北京地区的销售量占整体销售量的 90%。

在食品营养健康市场中，稻香村现有的糖醇食品系列是基于调研消费者的相关营养健康需求研发而成，目前稻香村的糖醇糕点在糖尿病人群及高血糖人群中有很高的美誉度，解决了高血糖及糖尿病人群对于糕点口味的需求。但是糖醇食品在销售量上可谓是叫好不叫卖，由于此类消费人群的基数较小，糖醇食品的生产量占糕点类产品不到 1/10。北京稻香村还尝试了很多其他的营养健康相关的产品，例如使用海藻糖、低聚糖、沙棘以及鹰嘴豆作为原料，开发糕点产品，但是由于消费者对于这些原料的营养健康价值认知程度很低，且一些原料在一定程度上会影响糕点的口味，而口味是消费者购买糕点最主要的原因，营养健康因素并不是消费者考虑的重要因素，因此大多数研发的与营养健康相关的产品市场表现都欠佳。但是稻香村并没有放弃在营养健康方面的探索，为了让现有产品更营养健康，稻香村目前正在推广"少油少盐，使用天然原料"的减法的策略。

在消费人群方面，由于稻香村主要是以传统的中式糕点为主，主要的消费群体集中在 35 岁以上人群，35 岁以下消费人群仅约占总消费人群的 1/5。近几年稻香村通过多种多样的营销活动为品牌扩大消费人群，在宣传渠道方面开始采用微博、微信、支付宝广告、地铁广告等宣传方式，以吸引更多年轻的消费者，进一步拓展市场份额。

（4）北京面粉行业重点企业：北京古船食品有限公司

北京古船食品有限公司是北京京粮股份有限公司独家出资设立的大型面粉加工企业，公司以生产面粉和食品为主，拥有从英国、意大利、瑞士、日本等国引进的现代化面粉和食品生产线。北京古船食品有限公司于 2001 年底改制重组，将不良资产剥离，实行脱壳改制。公司下设 9 个面粉厂，遍及北京通州、海淀、怀柔、东城，河北衡水，山西晋中，山东青岛；日处理小麦 4200 吨，面粉年加工能力 100 万吨；可生产通用粉、食品专用粉和营养强化面粉三大类 80 多个品种和规格的产品。"古船"牌系列面粉在北京地区市场占有率超过 50%，铺货覆盖率超过 98%。据中国商业联合会统计公布，"古船"牌系列面粉 2009 年、2010 年、2011 年和 2012 年连续四年获全国同类产品市场综合占有率第一，在百姓心中有着良好的口碑和影响力。

北京古船产业布局呈现出以下特点：粮源采购体系遍布东北、华北、长江三角洲地区等粮食核心主产区，涵盖玉米、小麦、稻谷、杂粮等诸多品种的粮源基地 200 多个。年采购一手粮源 300 多万吨。构建起联结产区，保障供给，同时以铁路、公路、水运的物流整合为依托，遍布北京、覆盖产区、资源丰富的粮油仓储物流库点 90 多个，总仓容达到 510 万吨。产品加工中持续扩大米、面、油、杂粮等谷物食品的生产规模，年工业总产能达到 420 万吨，构建起安全放心、营养健康的粮油食品加工体系。形成了完备的市场网络体系：以北京为中心，以"三北"为重点，辐射全国，粮油产品的销售网络延伸至商超、餐饮、集贸市场、机关团体、宾馆饭店、军队院校，覆盖全国 31 个省市。

在食品营养健康方面，面粉和大米历来是我国的传统主食，因此北京古船公司在营养健康的道路上也担负着相应的社会责任。在改革开放前温饱尚未解决的年代，小麦制粉的目的是量而非质，即追求高的出粉率，从而生产出更多的面粉。改革开放后，人民生活水平不断提高，消费者的口味变得精细，促使面粉厂商将重心放在加强面粉的加工精度和白度上，小麦制粉厂不遗余力地改进生产工艺，使小麦加工精度越来越高。但不可避免地加大了面粉中营养的损失，特别是人体所需的维生素、矿物质含量大为减少。北京古船公司通过中国营养健康调查与中国疾病预防控制中心旗下的营养协会合作开启了一个公共营养改善项目，项目在河北和甘肃进行调研的时候发现，两地居民摄入的维生素 A 相对比较缺乏，通过实验与观察，在面粉中添加营养元素确实对于居民的健康状况有所改善，于是结合全国人口亚健康状态调查，结合行业专家意见，确定最终的产品配方，形成"7＋1"营养强化面粉，其中主要添加的强化内容有"铁、锌、钙、维生素 B、叶酸、烟酸"以及"维生素 A"。"7＋1"营养强化面粉作为古船的明星产品，在产品刚上市时在疾控中心的宣传推动下产生了不错的社会反响，但由于产品上市后，缺少疾控中心的持续宣传推动，目前该产品的销售情况并不理想。

6.3.2 四个企业带来的启示

（1）产品应以消费者需求为导向

在食品营养健康产业中很多企业是以研发为导向的，由研发团队决定产品是否能够上市，研发过程中通常不对消费者对于产品的真实需求做调研，就将想法变成产品上市。而在目前的市场背景下，消费者的需求是每一个企业在研发新产品时不可忽略的因素。例如，稻香村曾有一款鹰嘴豆制成的糕点，其营养健康价值远高于市面上的其他产品，但是这个产品的销量却远远小于预期，在这款产品上市之前，稻香村的研发部门并没有考虑到目前中国市场上的消费者对于鹰嘴豆的认知程度很低，不仅不知道鹰嘴豆有哪些营养健康价值，甚至有一部分消费者根本没有食用过鹰嘴豆及鹰嘴豆制成的产品，导致了产品上市之后表现不佳。

（2）在注重产品研发的同时，市场营销也同等重要

三元食品在技术上一直占据着业界的领先地位，也有着先进的硬件设备，以及优秀的研发团队。很多产品都是由三元首先创制，比如早餐奶、常温酸奶等。但其在市场营销中没有能够把握机会有力出击，丧失了宝贵的市场先机。越来越多国内的食品企业开始意识到市场营销的重要性。三元在近年来开始持续加大市场营销投入，优化营销管理。进一步加强与消费者沟通互动，通过与浙江卫视《我看你有戏》等项目合作，持续提升品牌知名度及产品竞争力；与"美国职棒大联盟"合作，以体育营销推动高端品牌发展；同时在全国主要城市开展"亲子万里行"及"牛进城了"品牌主题活动，加强消费者体验的同时对销量的提升起到了良好的作用。

（3）政府部门应对消费者有正确的引导及教育

食品安全事故频发，使消费者对于食品安全问题格外关注和谨慎，一些媒体夸大或失实的宣传可能会使一个企业、一个品类甚至一个行业遭受到重创。因此，政府的正确引导在此时就显得尤为重要，政府对于消费者的正确引导具有更强的真实性和权威性。中国目前食品营养健康产业仍处于快速发展的阶段，消费者对于食品的营养健康的认知仍需要进一步提升，企业和各类电视节目的宣传中，鱼龙混杂导致消费者容易陷入误区。政府通过权威渠道普及食品营养健康的教育，更能受到消费者的认同，也可以使消费者更全面地了解食品营养健康产业。

（4）产品上市审批周期长，影响产品发展

由于政策法规的规约，对于产品的审批需要一定的周期，在一些营养健康食品上市的过程中，其中的有效成分需要经过相关部门验证，研发出的新产品、有效果的产品，由于法律法规的限制，很多原料、配料的使用需要较长时间的备案和审批。对于保健食品，2016年7月，国家食品药品监督管理总局发布《保健食品注册与备案管理办法》，这一

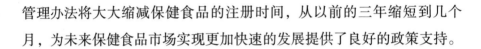

管理办法将大大缩减保健食品的注册时间，从以前的三年缩短到几个月，为未来保健食品市场实现更加快速的发展提供了良好的政策支持。

参考文献：

1. 李富勇. 青山绿水美食源 ［N］. 中华工商时报，2005 - 08 - 11 （5）.

2. 朱轶凡，郑沫利. 浅谈营养强化面粉 ［J］. 粮食科技与经济，2005，30 （1）：42 - 43.

3. 张辉，等. 全球价值链下北京产业升级研究 ［M］. 北京：北京大学出版社，2007.

4. 北京农学院都市农业研究所. 北京安全食品产业链与产业聚集关系研究 ［R］. 2015.

第 7 章
北京食品营养健康产业
消费需求分析

7.1 我国居民食品营养健康的基本需求分析

根据《2013 年中国居民健康素养监测报告》显示，我国居民的健康素养水平为 9.48%，整体水平偏低。所谓健康素养，包括三个方面和六类问题，三个方面分别是基本健康知识和理念、健康生活方式与行为以及基本技能；六类问题包括科学健康观、传染病防治素养、慢性病防治素养、安全与急救素养、基本医疗素养和健康信息素养。健康素养水平是指具备基本健康素养的人在总人群中所占的比例。

7.1.1 我国居民健康素养水平与普遍性健康问题

（1）城乡健康素养水平差异仍存在较大差距

在我国，城乡差异和地区差异较为显著。城市居民具备健康素养的人占总人群的 13.80%，农村居民为 6.92%，城市居民高于农村居民。就地区而言，东部地区居民健康素养水平为 12.81%，中部地区为 7.10%，西部地区为 6.93%，东部地区高于中部地区，中部地区高于西部地区（见表 7-1）。

表7-1 中国居民健康素养水平的城乡和地区分布

组别	分类	健康素养水平
城乡	城市	13.80%
	农村	6.92%
地区	东部	12.81%
	中部	7.10%
	西部	6.93%
全国		9.48%

资料来源:《2013年中国居民健康素养监测报告》。

(2) 受教育程度高的年轻人群具有更高的健康素养水平

依据调查结果,不同人群的健康素养水平也存在较大差异。女性健康素养水平为9.73%,男性为9.23%,女性略高于男性。在不同年龄段中,25~34岁组健康素养水平最高,为12.73%,65~69岁组健康素养水平最低,为5.76%。就文化程度而言,不识字/少识字者健康素养水平最低,为2.30%,大专/本科及以上者最高,为24.34%(见表7-2)。

表7-2 中国居民健康素养水平的人群分布

组别	分类	健康素养水平
性别	男性	9.23%
	女性	9.73%
年龄组（岁）	1~24	9.39%
	25~34	12.73%
	35~44	10.39%
	45~54	7.72%
	55~64	6.84%
	65~69	5.76%

续表

组别	分类	健康素养水平
	不识字/少识字	2.30%
	小学	4.03%
文化程度	初中	6.84%
	高中/职高/中专	13.02%
	大专/本科及以上	24.34%
全国		9.48%

资料来源:《2013年中国居民健康素养监测报告》。

(3)慢性疾病和营养缺乏仍然困扰着我国居民

①超重和肥胖。目前我国居民超重和肥胖问题已成为影响我国居民健康的严重问题。由于能量摄入过剩、动物性食物或脂肪摄入逐年增加、身体活动量明显减少等营养不平衡问题引起超重和肥胖人群的大幅增加。2002年我国成年人超重率与1992年相比有大幅增加,超重和肥胖的人数约为2.6亿。2012年成年居民超重率达到30.1%,肥胖率达到11.9%,比2002年上升了7.3%和4.8%。6~17岁儿童、青少年超重率为9.6%,肥胖率为6.4%,比2002年上升了5.1%和4.3%。同时,值得关注的是:农村居民的超重、肥胖率已经接近城市人口。超重和肥胖问题正成为我国人口健康素质发展的严峻挑战。

图7-1为根据2015年出版的《中国居民营养与慢性病状况报告》所统计的各年龄段体重超标率、超重率与肥胖率。从图7-1中可以看出,45~59岁人群的体重超标率、超重率及肥胖率高于其他年龄段人群。

②慢性病。自改革开放以来,我国城镇居民的恩格尔系数稳步下降,食物消费持续转型升级,居民营养健康状况持续改善,但仍面临着营养不良与营养过剩的双重挑战,营养性慢性病呈多发和年轻化趋势

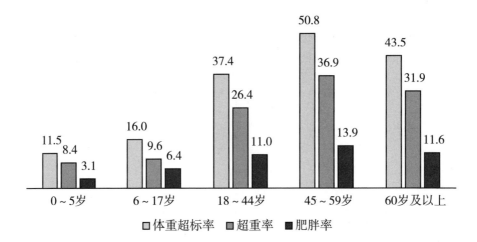

图7-1 2012年体重超标人群占比（%）

资料来源：《中国居民营养与慢性病状况报告》。

（见图7-2）。据《中国统计年鉴》数据显示，2013年我国城镇居民年人均食物消费支出达到6311.9元，占消费总支出的35.02%，分别比2000年增长了2.1倍和下降了3.18个百分点；肉类、奶类等动物性食

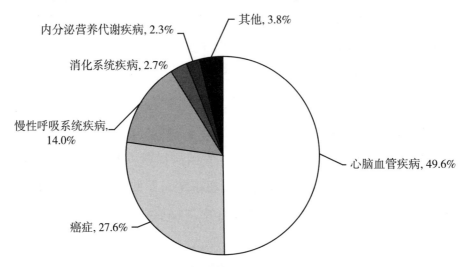

图7-2 2012年中国居民慢性病死亡主要死因构成

资料来源：《中国居民营养与慢性病状况报告》。

物消费支出快速增加，但 80% 的家庭人均盐和食用油摄入量超标，50% 的居民水果摄入不足。从 1973 年至 2009 年，慢性病占中国人群死因构成的比例由 53% 上升到 85%。慢性病经济负担占我国疾病总经济负担的比例由 1993 年的 54% 上升至 2009 年的 69%。目前，我国正进入慢性病的高发期，未来 10 年约有 8000 万人将死于慢性疾病，这已经成为我国居民健康的第一威胁。

③癌症。根据国家癌症中心 2013 年肿瘤登记数据显示，中国居民癌症新发病例 309 万人，发病率为 235/10 万人年。中国肿瘤登记地区男女合计的癌症发病率每年平均升高 2.4%。男性发病率依次为肺癌、胃癌、肝癌、食管癌和结直肠癌，前十位癌症发病率占所有癌症发病率的 85.0%，女性癌症发病率首位为乳腺癌，其次为肺癌、结直肠癌、胃癌和肝癌，前十位癌症发病占全部癌症发病的 78.8%（见表 7 - 3）。

表 7 - 3 2013 年肿瘤登记数据统计中国居民前十位癌症发病构成分布

男性		女性	
癌症	发病率	癌症	发病率
肺癌	23.0%	乳腺癌	16.2%
胃癌	15.9%	肺癌	14.8%
肝癌	14.9%	结直肠癌	9.1%
食管癌	11.3%	胃癌	9.1%
结直肠癌	8.7%	肝癌	7.0%
膀胱癌	2.6%	食管癌	6.5%
胰腺癌	2.2%	宫颈癌	6.0%
脑瘤	2.2%	子宫肿瘤	3.7%
前列腺癌	2.1%	卵巢癌	3.2%
白血癌	2.1%	甲状腺癌	3.2%

资料来源：《中国居民营养与慢性病状况报告》。

④高血压。2012 年全国 18 岁及以上成人中，高血压患病率为 25.2%。就不同年龄群体的发病特点而言，18~44 岁人群，男性患高血压病率高于女性，45~59 岁基本持平，而 60 岁及以上人群中，女性患高血压病率高于男性；60 岁及以上人群患高血压病率高于其他人群（见图 7 – 3）。

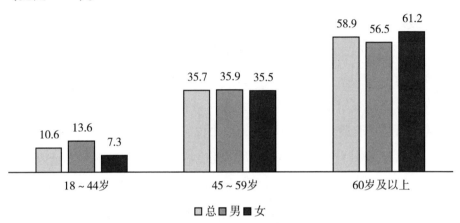

图 7 – 3　2012 年中国居民高血压患病率（%）

资料来源：《中国居民营养与慢性病状况报告》。

⑤糖尿病。2012 年，我国 18 岁以上居民糖尿病患病率为 9.7%。男性为 10.2%，女性为 9.0%，男性高于女性。图 7 – 4 为各年龄段发病率统计，可以看出随着年龄的增加，糖尿病患病率呈上升趋势。就城乡而言，2012 年城市居民糖尿病发病率为 12.3%，农村为 8.4%，城市高于农村。东部地区、中部地区、西部地区糖尿病患病率分别为 11.1%、9.7% 和 7.5%，呈下降趋势。

⑥高胆固醇和高甘油三酯。2012 年中国 18 岁及以上居民高胆固醇血症患病率为 4.9%。年龄越大，患高胆固醇比率人群越大；18~44 岁男性患病人群比率高于女性，45 岁及以上女性高于男性（见图 7 – 5）。

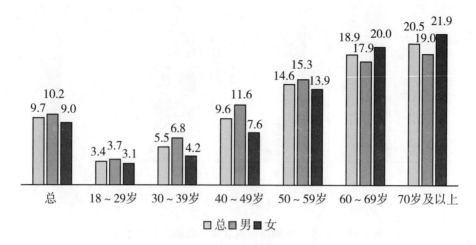

图7-4 2012年中国居民糖尿病患病率（%）

资料来源：《中国居民营养与慢性病状况报告》。

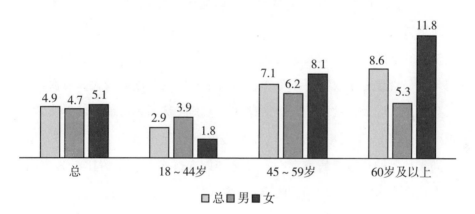

图7-5 2012年中国居民高胆固醇患病率（%）

资料来源：《中国居民营养与慢性病状况报告》。

2012年中国18岁及以上居民高甘油三酯血症患病率为13.1%。45～59岁患高甘油三酯病人群比率最高；18～59岁男性患病人群比率高于女性，60岁及以上女性高于男性（见图7-6）。

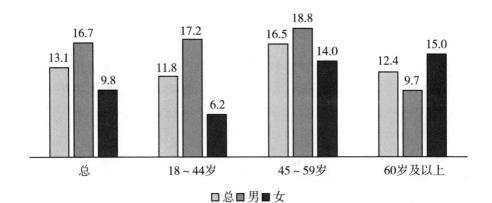

图7-6 2012年中国居民高甘油三酯血症患病率（%）

资料来源:《中国居民营养与慢性病状况报告》。

⑦贫血。最新调查结果显示:我国居民整体贫血率为20.1%，女性高于男性，贫困地区则更为严重，其中贫血的主要原因是缺铁。缺铁性贫血的敏感人群为妇女、婴幼儿童和老年人。虽然我国政府及有关部门多年一直致力于改善干预工作，但由于我国人口基数较大，贫血的绝对数量非常巨大，贫血问题仍然存在，尤其在贫困农村地区依然非常严重。根据2015年《中国居民营养与慢性病状况报告》中的数据显示，不同年龄段的贫血患病率存在差异。孕妇人群患贫血率占比最为突出，其次依次为60岁及以上人群、0~5岁人群（见图7-7）。

⑧维生素及微量营养素缺乏。就全国情况而言，我国居民整体维生素以及微量元素的缺乏情况较为普遍。除了缺铁性贫血，我国居民普遍存在钙摄入不足问题。多次调查数据显示:大多数人的钙摄入量在推荐摄入量的一半以下。其次，一半以上的儿童及老年人存在维生素A边缘缺乏，严重威胁我国儿童和老年人的健康。一些地方性研究数据显示:我国老年妇女维生素D缺乏率达21.8%，不足率达62.4%。此外，在婴幼儿童人群中还存在碘、硒、维生素B_1、维生素B_2、叶酸、维生素D等缺乏的情况，在老年人群中存在锌、硒、维生素B_1、维生素B_2等缺乏的情况。

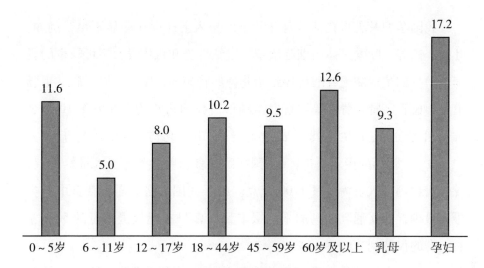

图 7 - 7 2012—2013 年中国居民贫血率（%）

注：0 ~ 5 岁年龄组、乳母为 2013 年数据。

资料来源：《中国居民营养与慢性病状况报告》。

7.1.2 各类人群的营养问题及需求

（1）婴幼儿群体（0 ~ 3 岁）

2013 年中国婴儿低出生体重率为 3.3%，城市 3.8%，农村 2.8%，男童 3.1%，女童 3.5%。与 2002 年相比，中国婴儿低出生体重率下降 0.3 个百分点。我国有 592 个国家级贫困县，每年出生大量的新生儿，也生活着数量巨大的婴幼儿童人群，至今国家没有相应的营养保障制度，这些地区婴幼儿童的营养问题较为严重。

婴幼儿健康与孕妇及乳母密切相关。2013 年我国 6 个月婴儿纯母乳喂养率为 20.8%，其中城市 19.6%，农村 22.3%；基本纯母乳喂养率为 48.3%，其中城市 43.0%，农村 54.1%；纯母乳喂养率和基本纯母乳喂养率均为城市低于农村。与 2002 年相比，4 个月内婴儿的基本纯母乳喂养率由 71.6% 下降到 56.5%。

我国孕妇及乳母在部分营养元素的摄入上还存在明显不足，例如，叶酸、钙等。叶酸是体内细胞增殖、组织生长和机体发育不可缺少的营养素。孕妇孕期缺乏叶酸可导致胎儿神经管畸形，眼、口唇、腭、胃肠道、心血管、肾、骨骼等器官发生畸形。我国每年约有 8 万至 10 万名神经管畸形儿出生，其中农村高于城市，北方（7%）高于南方（1.5%）。就钙的摄入而言，《中国居民膳食营养素参考摄入量》建议，乳母膳食钙摄入量为每日 1200 毫克。由于我国大多数居民膳食中奶类摄入量少，妇女哺乳期钙的平均摄取量大多只在建议摄入量的 50% 左右，有的仅达到 20% ~40%。

孕妇和乳母的贫血患病率与十年前相比均有所下降。2012 年孕妇贫血患病率为 17.2%，其中城市为 17.0%，农村为 17.5%。与 2002 年相比，孕妇贫血患病率下降 11.7 个百分点。2013 年乳母贫血患病率为 9.3%，其中城市为 7.9%，农村为 10.2%，贫困农村为 14.4%。与 2002 年相比，乳母贫血患病率下降了 21.4 个百分点。

（2）儿童（3~6 岁）

2015 年的《中国居民营养与慢性病状况报告》显示营养不良问题导致我国上千万儿童生长发育水平低下。1990—2010 年，我国 5 岁以下儿童营养状况城乡差异一直较为明显，农村地区儿童低体重率和生长迟缓率约为城市地区的 3~4 倍，而贫困地区农村又为一般农村的 2 倍，2010 年我国农村地区 5 岁以下男女儿童比城市同龄儿童矮 1.9 厘米。2006 年联合国儿童基金会宣称，中国至少有 1270 万名儿童患有生长迟缓，生长迟缓儿童的人数仅低于印度，居全球第二，儿童营养状况存在显著的城乡和地区差异。

2013 年中国 6 岁以下儿童的生长迟缓率为 8.1%，城市为 4.2%，农村为 11.3%，其中贫困农村为 19.0%；低体重率为 2.5%，城市为 1.7%，农村为 3.2%，其中贫困农村为 5.1%；消瘦率为 2.0%，城市为 1.5%，农村为 2.4%，其中贫困农村为 2.7%。总体来看，6 岁以下儿童生长迟缓率、低体重率和消瘦率均以贫困农村最高。

（3）青少年（6～17 岁）

2012 年我国 6～17 岁儿童青少年的生长迟缓率为 3.2%，消瘦率为 9.0%，与 2002 年相比，分别降低了 3.1 个和 4.4 个百分点。2012 年我国 6～11 岁组贫血患病率为 5.0%，12～17 岁组为 8.0%。2012 年我国 6～17 岁儿童青少年超重率为 9.6%，肥胖率为 6.4%。

（4）成年人（18 岁及以上）

2012 年我国 18 岁及以上居民低体重营养不良率为 6.0%，与 2002 年相比，下降了 2.5 个百分点。在各年龄段中，18～44 岁低体重营养不良率占比最为突出，18～44 岁女性高于男性，60 岁及以上男性多于女性（见图 7-8）。

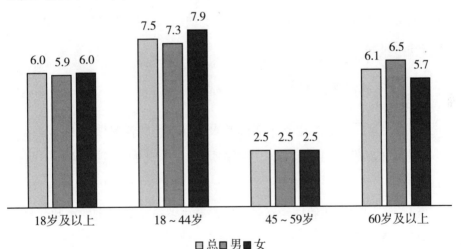

图 7-8　2012 年 18 岁及以上成人低体重营养不良率比较（%）

资料来源：《中国居民营养与慢性病状况报告》。

在成年人群体中，白领群体的健康问题值得关注。中国内地城市白领中有 76% 处于亚健康状态，接近六成处于过劳状态，35 岁至 50 岁的高收入人群中，生物年龄平均比实际年龄衰老 10 年，健康状况明显降低。真正意义上的"健康人"比例较低，不足 3%。

我国人口老龄化问题也日趋严重。2013 年我国 60 岁以上老年人已经超过 2 亿人。今后，随着老龄化的加速，我国的老龄人口总数将进一步增长，而目前国家仍未推出针对老年人群体的保障制度及相关措施，营养健康问题正成为困扰老年人，乃至家庭、社会的大问题。

60 岁以上的老年人随着年龄的增长，可能会出现不同程度的老化，包括器官功能衰退、基础代谢降低和体成分改变等，并有可能存在不同程度与类别的慢性病。这些生理上的情况加上心理和社会经济地位的改变都可能引起老年人摄取食物量不足并导致营养不良。2002 年中国居民营养与健康状况调查报告表明，60 岁以上的老年人低体重（BMI < 18.5 千克/米^2）的发生率为 17.6%，是 45 ～ 59 岁中年人的两倍。同时老年人贫血患病率为 25.6%，也远高于中年人。因此老年人要重视预防营养不良和贫血。

7.1.3　我国居民营养健康状况特点

总结全文所述，综合我国居民健康素养水平和普遍性健康问题，以及各类人群的营养问题及需求，我国居民营养健康状况呈现如下两个特点。

（1）我国城乡居民体格发育和营养状况改善，健康素养不断提高

2002 年至 2012 年的十年间，我国城乡居民膳食能量供给充足，膳食结构不断改善，但是豆类、奶类、水果摄入量偏低和部分营养素缺乏的问题依然存在。6 个月内婴儿的纯母乳喂养率依然偏低。

各年龄组居民营养不良状况均有较大改善，但是农村 60 岁以上老年人和贫困农村儿童青少年的营养不良情况仍需重视。居民的贫血状况得到显著改善，其中孕妇、乳母等重点人群贫血患病率下降明显。

同时，我国居民健康素养水平呈现稳步上升趋势，2013 年比 2008 年的 6.48% 提高了 3 个百分点，比 2012 年的 8.80% 提高 0.68 个百分点。从城乡分布和地区分布来看，城市居民健康素养水平较之农村提高幅度较大，东部地区居民提高幅度较大，中部、西部地区居民基本维持原有水平。从人群分布来看，与 2012 年相比，年轻人、文化程度较高者健康素养水平提高明显。因此，农村地区、中西部地区仍然是今后健康教育工作的重点地区，老年人、文化程度较低者是食品营养健康教育工作的重点人群。

（2）肥胖问题凸显，慢性病患病率呈上升趋势

无论成人还是青少年，超重肥胖率均呈现上升趋势，其中 7～17 岁儿童青少年超重肥胖率增长幅度最为显著。18 岁及以上居民平均血压、血糖、总胆固醇和甘油三酯水平呈上升趋势，平均血清高密度脂蛋白胆固醇水平有所下降。

2012 年我国居民慢性病死亡占总死亡人数的 86.6%，其中心脑血管疾病、癌症和慢性呼吸系统疾病为主要死因，重点慢性病死亡率存在地区差异。虽然我国在慢性病防治方面开展了大量工作，其对于提高城乡居民慢性病防治素养起到了巨大的推动作用，但由于我国人口基数大和老龄化进程的加快，城乡居民的慢性病防治素养水平仍然较低，慢性病患病人数和死亡人数仍在快速上升，疾病负担沉重，慢性病防控形势依然严峻。吸烟、饮酒过量、身体活动不足和高盐、高脂等不健康饮食是慢性病发生、发展的主要行为危险因素，但这些危险因素尚未得到有效控制。

综上所述，食品营养健康产业的发展对提高国民健康水平有极大的推动作用，通过教育引导，指导国民进行科学合理的饮食消费，通过产业结构的逐步完善，法律法规及体系的健全以及高素质人才的培养，促进为国民供给的终端食品的多样化、安全性及高质量，为国民吃得营养健康奠定基础。

7.2 北京居民食品营养健康产业需求分析

7.2.1 北京地区食品营养健康产业市场现状

目前，北京现有食品企业约 1700 家，规模以上企业约 300 家，从业人员 10 万余人，其中本地知名食品企业，如三元乳业、古船面业等，都是首都食品供应的中坚力量，肩负着保障首都民生供给、提高首都居民生活水平、完善北京都市功能的重任。由于常住人口和流动人口数量巨大，人口结构与饮食习惯复杂等特征使得北京地区食品市场呈现食品供应量大，对食品种类多样化要求高，对食品档次和品质的需求层次多等特点。通过对 2010—2012 年全国和北京人群食品消费性支出占比分析，居民食品消费结构比例相对稳定，在"酒和饮料、干鲜瓜果、糕点类、奶及奶制品"部分，北京的消费比例高于全国水平，北京地区的消费者在这些品类中的关注度高于全国平均水平，在营养健康食品产品开发过程中可以加大在这几个品类中的研发（见图 7-9）。

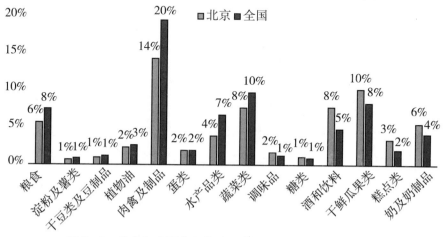

图 7-9 北京和全国食品人均消费额在食品总支出中占比

资料来源：中粮营养健康研究院消费者与市场研究中心。

7.2.2　北京居民营养健康需求调研

为了了解北京市居民对于营养健康食品的认知和消费行为，更好地掌握消费者的需求和市场的供给状况，对北京市居民的营养健康需求展开了广泛的调研。

在本次调研中，针对北京市居民共发放了 621 份问卷，回收了 610 份，其中有效问卷为 600 份，有效回收率为 96.6%。本次调研对象为 20 岁至 65 岁并且在北京居住三年以上的居民。本次调研采用定量研究方法（见表 7 - 4）。

表 7 - 4　调研样本基本情况

问题	属性	样本数（份）	比例
性别	男性	300	50%
	女性	300	50%
年龄（周岁）	20 ~ 29 岁	171	28.5%
	30 ~ 49 岁	275	45.8%
	50 ~ 64 岁	154	25.7%
教育程度	小学及以下	2	0.3%
	初中	23	3.8%
	高中/中专	75	12.5%
	大学本科（包括大专/职大）	430	71.7%
	硕士生及以上	70	11.7%
收入情况	2000 元以下	30	5%
	2001 ~ 5000 元	76	12.7%
	5001 ~ 10 000 元	264	44%
	10 001 ~ 20 000 元	170	28.3%
	20 000 ~ 30 000 元	30	5%
	30 001 元以上	30	5%

续表

问题	属性	样本数（份）	比例
地区	首都功能区（东城、西城）	60	10%
	城市功能拓展区（朝阳、海淀、丰台、石景山）	294	49%
	城市发展新区（通州、顺义、大兴、昌平、房山）	193	32.2%
	生态涵养发展区（门头沟、平谷、怀柔、密云、延庆）	53	8.8%

资料来源：中粮营养健康研究院消费者与市场研究中心。

此次调研对抽样样本的地区、年龄、性别、税前收入和教育程度进行了配额，符合北京市的人口特征分布。此外，问卷还对受访者的婚姻状况、子女状况、家庭成员情况、个人职业、个人及家庭收入情况进行统计。

本次调研主要分为五个部分：第一部分是基础信息；第二部分是对营养健康的认知，主要考查受访者对于重点的营养健康基础知识的了解情况；第三部分是对营养健康食品的认知，考查受访者对营养健康食品的理解和购买经历；第四部分是对保健食品的认知，考查受访者对保健食品的认知和购买经历；第五部分是对有特定营养健康功能的食品的认知，考查受访者对有特定营养健康功能的食品的认知和购买经历。

7.2.3 北京市居民对营养健康的认知评价

（1）北京居民对《中国居民膳食指南》的了解情况及主要食物日摄入量

我国营养学会从1989年开始提出《中国居民膳食指南》，并通过多种方式进行宣传。随后结合中国居民膳食和营养摄入情况、营养素需求和营养理论的知识更新，于1997年和2007年对《中国居民膳食指南》进行了两次修订。2016年，营养学会发布了最新版的《中国居民膳食指南》（以下简称《指南》）。该《指南》在指导、教育人民群众平衡膳食、增强人民群众的健康素质方面发挥了积极作用。中国居民膳食宝塔是中国居民膳食指南的辅助图形，方便居民掌握中国居民膳食指南的核心内容（见图 7 - 10）。

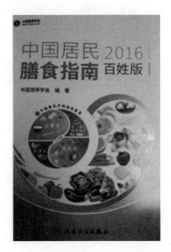
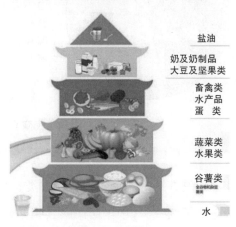

图 7 - 10　中国居民膳食指南与中国居民平衡膳食宝塔

从调查结果可以看出，超过一半的受访者对于中国居民膳食指南和膳食宝塔有所了解。膳食宝塔的普及程度略好于膳食指南。膳食宝塔相比较于膳食指南，更加形象易读（见图 7 - 11 和图 7 - 12）。政府在普及营养健康知识时，可以考虑采用像膳食宝塔之类的便于识别和阅读的推广形式。

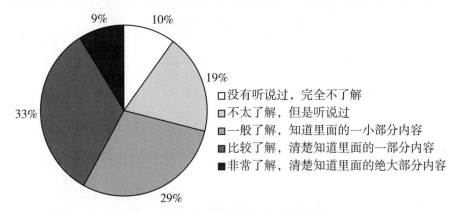

图 7 - 11　中国居民膳食指南了解情况

资料来源：中粮营养健康研究院消费者与市场研究中心。

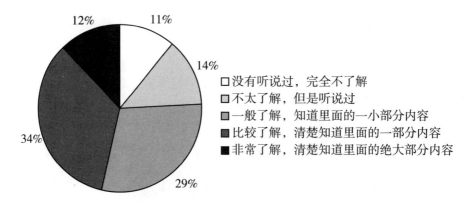

图7-12 中国居民膳食宝塔的了解情况

资料来源：中粮营养健康研究院消费者与市场研究中心。

本次调查针对居民的肉、谷薯类、水果、蔬菜、水、牛奶、盐的摄入量进行了调查。《中国居民膳食指南》针对肉、谷薯类、水果和蔬菜的摄入量给出了建议。从居民实际摄入量的情况来看，超过一半的受访者的肉的摄入量正常，约1/3的受访者的谷薯类摄入量正常，约1/5的受访者的水果摄入量正常，约1/7的受访者的蔬菜摄入量正常。总体来说，大部分受访者的谷薯类、水果和蔬菜每日摄入量不足，有相当一部分受访者每日肉的摄入量过量（见表7-5）。

表7-5 每天的饮食量统计

数量	肉	谷薯类	水果	蔬菜
一个网球体积	54%	34%	29%	20%
两个网球体积	32%	36%	35%	30%
三个网球体积	7%	17%	23%	25%
四个网球体积	5%	7%	8%	14%
五个网球体积	2%	4%	3%	8%
六个网球体积	0%	2%	1%	3%
不知道，完全没概念	1%	2%	0%	0%
推荐摄入量	1个网球体积	2个网球体积	3个网球体积	4个网球体积

资料来源：中粮营养健康研究院消费者与市场研究中心。

根据《中国膳食指南》的建议，每天的饮水量为 1500 ~ 1700 毫升，奶制品的摄入量为 300 克，盐的摄入量为不超过 6 克。根据调查结果，约 1/3 的受访者的日饮水量不足，大部分受访者的牛奶摄入量正常，大部分受访者每日盐的摄入量正常（见表 7 - 6 ~ 表 7 - 8）。

表 7 - 6　每天的饮水量统计

单位：毫升

	550	1100	1650	2200	2750	3300	不知道，完全没概念
饮水量	7.2%	28.3%	23.5%	19.7%	14.8%	6.2%	0.3%

资料来源：中粮营养健康研究院消费者与市场研究中心。

表 7 - 7　每天牛奶摄入量统计

单位：毫升

	125	250	500	750	1000	1250	不知道，完全没概念
牛奶	10.2%	63.0%	20.3%	3.0%	0.7%	0.2%	2.7%

资料来源：中粮营养健康研究院消费者与市场研究中心。

表 7 - 8　每天盐的摄入量统计

单位：克

	2	4	6	8	12	不知道，完全没概念
盐	28.5%	33.0%	24.7%	7.3%	1.2%	3.7%

资料来源：中粮营养健康研究院消费者与市场研究中心。

（2）北京市居民对重点疾病认知情况

①重点年龄段的疾病认知情况。从结果来看，肥胖、糖尿病、三高等慢性病受到孕产期和哺乳期人群的重点关注。婴幼儿和儿童青少年群体中，发育障碍、免疫功能低下和智力认知等问题较受关注。其中，儿童青少年的视力障碍问题和心理疾病也得到了较为广泛的关注。这些疾病与儿童的生活饮食习惯密切相关（见表 7 - 9）。

表7-9　受访者认为不同人群需要关注的重点疾病

健康问题	孕产期和哺乳期	健康问题	婴幼儿（0~3岁）	健康问题	儿童青少年（4~17岁）
肥胖	49%	发育障碍	68%	发育障碍	57%
糖尿病	46%	免疫功能低下	57%	视力障碍	51%
三高	46%	智力与认知	56%	智力与认知	48%
内分泌紊乱	42%	消化道疾病	40%	运动能力不足	48%
免疫功能低下	40%	呼吸系统疾病	31%	肥胖	46%
心理疾病	34%	视力障碍	27%	心理疾病	34%
运动能力不足	33%	肌肉骨骼疾患	23%	免疫功能低下	34%
生殖系统疾病	29%	运动能力不足	18%	肌肉骨骼疾患	30%
机体疲劳	25%	肥胖	17%	消化道疾病	26%
消化道疾病	23%	口腔疾病	13%	口腔疾病	20%
心脑血管疾病	20%	心理疾病	9%	呼吸系统疾病	18%
皮肤病与美容	14%	内分泌紊乱	8%	内分泌紊乱	13%
口腔疾病	14%	皮肤病与美容	7%	生殖系统疾病	11%
发育障碍	14%	心脑血管疾病	6%	机体疲劳	9%
肌肉骨骼疾患	13%	生殖系统疾病	4%	皮肤病与美容	8%
呼吸系统疾病	10%	三高	3%	糖尿病	7%
智力与认知	9%	糖尿病	3%	三高	7%
癌症	6%	机体疲劳	2%	心脑血管疾病	6%
视力障碍	6%	癌症	2%	癌症	2%
不需要关注任何疾病	0.5%	不需要关注任何疾病	0.5%	不需要关注任何疾病	1%

资料来源：中粮营养健康研究院消费者与市场研究中心。

②重点慢性病的发病原因与治疗方法认知情况。在慢性病认知中，受访者对于高血压等慢性病的发病原因和治疗方法均有一定的了解，大部分人群能够意识到高盐、高糖、高脂等不良饮食习惯是引发慢性病的

重要原因。

高血压，高血脂。关于高血压和高血脂的发病原因，大多数受访者能够意识到高盐、高脂、高糖、肥胖是重要病因（见表 7 – 10）。但是精神长期紧张、奶和奶制品以及豆和豆制品摄入不足并未引起人们的足够关注。钙的摄入量低会增强高盐膳食对血压的作用。奶和奶制品是钙的主要来源，并且奶也是低钠食品，因此摄入充足的奶和奶制品可以防止高血压。此外，补充钾可以有效降低血压，在赤豆、蚕豆、扁豆等中含有丰富的钾，因此摄入充足的豆制品也可以在一定程度上防治高血压。同样，常吃奶类、豆类制品也可以有效防止高血脂。从调查结果来看，消费者对于这些相关知识的认知还不是很充分。

表 7 – 10　受访者认为高血脂和高血压的发病原因

发病原因	高血压	发病原因	高血脂
高盐饮食	67%	高脂饮食	72%
高脂饮食	62%	超重/肥胖	53%
超重/肥胖	60%	较少运动	51%
较少运动	57%	爱吃甜食	44%
过量饮酒	48%	水果、蔬菜摄入不足	34%
遗传因素	38%	高盐饮食	32%
水果、蔬菜摄入不足	35%	粗粮、杂粮摄入不足	30%
爱吃甜食	35%	过量饮酒	29%
粗粮、杂粮摄入不足	28%	遗传因素	22%
精神长期紧张	28%	精神长期紧张	14%
奶和奶制品摄入不足	13%	豆及豆制品摄入不足	12%
豆及豆制品摄入不足	12%	奶和奶制品摄入不足	12%
不知道	10%	不知道	10%

资料来源：中粮营养健康研究院消费者与市场研究中心。

糖尿病。关于糖尿病的治疗方法，认可度最高的是增加含膳食纤维丰富的食物、限制糖类的摄入以及限制食用高脂肪及油炸食品。限酒和限盐的认知度较低。而实际上在糖尿病膳食中，患者需要补充充足的维生素和无机盐。受访者对于这两点认识不足，尤其是控制盐的摄入量。这表明受访者对于糖尿病的治疗方法认知仍然存在缺失（见表7－11）。

表7－11 受访者认为糖尿病的治疗方法

治疗方法	比例
增加含膳食纤维丰富的食物	59%
限制食用蔗糖、冰糖、红糖、麦芽糖、糖浆、蜂蜜等糖类	54%
限制食用高脂肪及油炸食品	52%
限制食用含糖食物	49%
选择 GI 值低（血糖生成指数）的食品	46%
宜用植物油，忌食动物油	40%
供给充足的维生素和无机盐	38%
限制酒的摄入量	36%
严格控制盐的日摄入量	34%
不知道	11%

资料来源：中粮营养健康研究院消费者与市场研究中心。

肥胖。关于肥胖的发病原因，高达73%的受访者选择了高脂饮食，对于遗传因素和过度饮酒的认知度较低，分别只有29%和22%的受访者选择了这两项因素（见表7－12）。动物实验和人类流行病学研究表明，单纯性肥胖可呈一定的家族倾向，遗传因素是肥胖的易发因素。在对肥胖进行膳食治疗时，最好不要饮酒，酒类主要含有乙醇，而不含其他营养素，1毫升乙醇可提供能量7卡，因此饮酒常常导致摄入的能量过高而使减肥失败。受访者对于过度饮酒的忽视反映出对于过度饮酒的危害的知识普及存在漏洞。

表 7 - 12　受访者认为肥胖的发病原因

发病原因	比例
进食脂肪含量较高的食物	73%
缺乏运动	69%
吃甜食频率过高	63%
进食时所选择的食物块大，咀嚼少，进食速度快	48%
不吃早餐，午餐和晚餐特别是晚餐进食过量	42%
进餐频繁	39%
遗传因素	29%
过度饮酒	22%
不知道	10%

资料来源：中粮营养健康研究院消费者与市场研究中心。

（3）北京市居民自身营养健康认知情况

①健康状况评价与关注的健康问题。超过一半的受访者认为自身健康状况良好，但是处于亚健康状态的人数也不容小觑，有 30% 的受访者认为自己处于亚健康的状态（见图 7 - 13）。

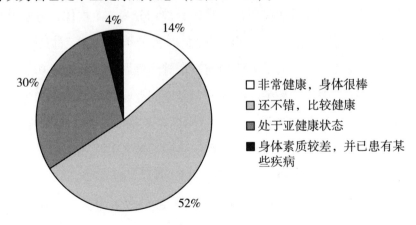

图中图例：
- 非常健康，身体很棒
- 还不错，比较健康
- 处于亚健康状态
- 身体素质较差，并已患有某些疾病

图 7 - 13　受访者对于自身健康状况的评价

资料来源：中粮营养健康研究院消费者与市场研究中心。

就受访者目前最关注的健康问题而言，调查结果显示主要集中于三高、肥胖、心脑血管疾病等慢性病（见图7-14）。

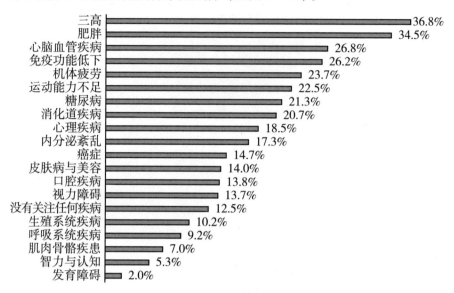

图7-14 北京居民最关注的健康问题

资料来源：中粮营养健康研究院消费者与市场研究中心。

综合考虑北京地区居民年龄，受访者被划分为三个群体，分别是青年人（20~29岁）、中年人（30~49岁）和老年人（50岁以上）。根据结果可以发现，青年人最关注的前三个健康问题是肥胖、运功能力不足和心理疾病。中年人最关注的前三个健康问题是三高、肥胖和免疫功能低下。老年人最关注的前三个健康问题是三高、心脑血管疾病和肥胖。中老年人群面临的问题相似，有较多的受访者关注慢性病。而青年相对其他两个人群差异较大（见图7-15~图7-17）。

②改善健康状况的措施。高达65.7%和53.7%的受访者在采取哪些方式来改善自身的健康状态的问题上偏向通过调节食材搭配、选用有特定营养健康功能的食品等来改善健康状况。此外，39.8%的受访者选

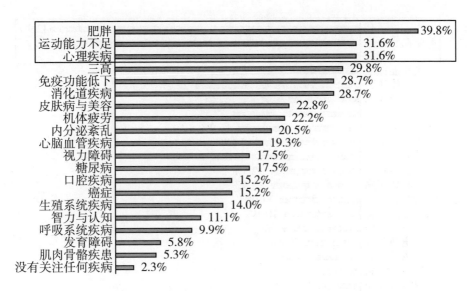

图 7 - 15　青年人（20～29 岁）关注的健康问题

资料来源：中粮营养健康研究院消费者与市场研究中心。

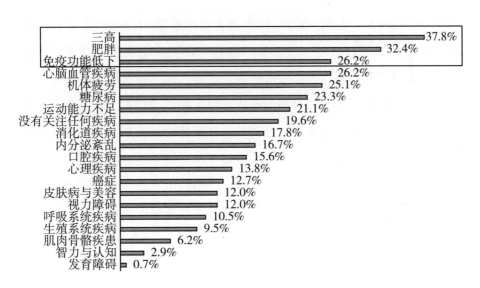

图 7 - 16　中年人（30～49 岁）关注的健康问题

资料来源：中粮营养健康研究院消费者与市场研究中心。

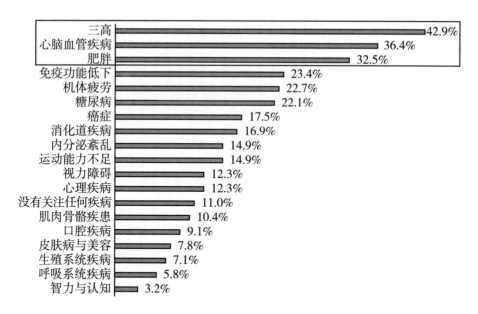

图 7 – 17　中老年人（50 岁以上）关注的健康问题

资料来源：中粮营养健康研究院消费者与市场研究中心。

择服用保健食品。只有 16.5% 的受访者会采取服用药品的方式来改善健康状态（见图 7 – 18）。这说明"食补"的方式更受到消费者的欢迎和认可。目前营养健康食品中有明确功效的产品，以保健食品为主，主要是粉末、颗粒、片状、口服液和胶囊等作为产品形式，给消费者日常服用带来诸多不便，也难以培养消费者日常使用的习惯，这可能是导致消费者更愿意采用食补的方式来改善健康状况的重要原因。消费者对于食补的偏爱为食品营养健康产业提供了广阔的市场。消费者对于营养健康的重视促使食品产业进一步升级。味美且健康的产品在未来会赢得消费者的青睐。

（4）营养健康知识了解渠道

受访者接触营养健康知识的途径主要有家中电视、个人电脑和移动设备，其中电视占了最大的比重，有高达 68.7% 的受访者选择了通过家中电视来接触营养健康知识。约 1/3 的受访者选择个人电脑和移动设

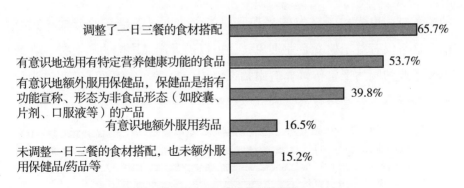

图 7 – 18　受访者改善健康状况的措施（多选）

资料来源：中粮营养健康研究院消费者与市场研究中心。

备作为接触途径。此外，亲友介绍多过医生指导和专家讲座，从零售渠道获得知识信息的较为匮乏，只有 13.5% 的受访者选择了此选项（见图 7 – 19）。

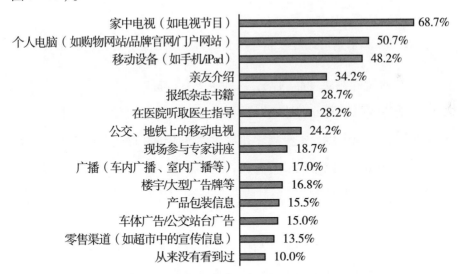

图 7 – 19　受访者接触营养健康知识的途径

资料来源：中粮营养健康研究院消费者与市场研究中心。

就希望增加的宣传方式而言，增加产品包装宣传和政府进社区宣传受到被访者的青睐。目前通过零售渠道宣传营养健康知识还比较匮乏，消费者对此也表示了极大的兴趣。相关企业可以考虑在此方面做出举措。这不仅有益于树立企业形象，还可以扩大产品影响力。此外，在政府和企业的网站上宣传营养健康知识也较受欢迎。总体而言，受访者更加接受通过政府途径获得营养健康相关知识（见图7-20）。

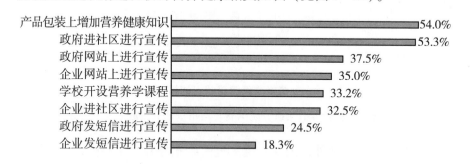

产品包装上增加营养健康知识 54.0%
政府进社区进行宣传 53.3%
政府网站上进行宣传 37.5%
企业网站上进行宣传 35.0%
学校开设营养学课程 33.2%
企业进社区进行宣传 32.5%
政府发短信进行宣传 24.5%
企业发短信进行宣传 18.3%

图7-20　受访者希望增加的宣传途径

资料来源：中粮营养健康研究院消费者与市场研究中心。

7.2.4　北京市居民对营养健康食品的消费态度与行为调研主要发现

（1）对营养健康食品的概念认知水平有待提升

在受访者对于营养健康食品的概念认知中，认可度较高的特征主要集中在原料为纯天然、本身属于比较营养健康的、绿色食品以及适度加工但保留原有营养健康成分等方面，这体现出消费者对于营养健康的理解更多倾向于"天然""原料健康"等特征，消费者对于食品形态的产品认可度高。

更多的消费者认为绿色食品比有机食品更加营养健康。从二者的定义上看，有机食品是指运用生态农业生产方式，在生产和加工过程中，不使用任何污染生态环境和对人体有害的化肥、化学农药、生长调节剂、饲料添加剂、化学防腐剂等合成化工品，不采用辐射处理和基因工程获得的生物及其产品而生产的食品，并且需要通过独立的有机食品认证机构进行认证。而绿色食品是指遵循可持续发展原则，按照特定生产方式生产，经专门机构认定，许可使用绿色食品标志的、无污染的安全、优质、营养类食品。从定义上可以看出，有机食品偏重对于从农业生态系统到食品生产与加工进行控制，而绿色食品偏重于从原料角度确保食品的安全与品质。从法规定义角度上，并不能用绿色食品和有机食品进行比较，也不能说明哪一个更营养健康。

　　然而消费者对于这些概念会发生概念混淆和认知不清的情况，说明了消费者对于部分营养健康食品的认知还处于较为模糊的状态，在消费者教育方面政府和企业仍然有很大的发挥空间（见图 7 – 21）。

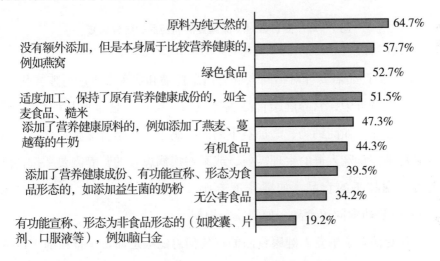

图 7 – 21　北京市居民对于营养健康食品的概念认知

资料来源：中粮营养健康研究院消费者与市场研究中心。

　　对于保健食品的非药品属性认知方面，高达 75% 的受访者能够认识到保健食品不是药品（见图 7 – 22）。根据《中国保健食品产业发展报告（2012 版）》中关于对保健食品的非药品属性的认知调查显示，在一线城市，只有 49.5% 的受访者知道保健食品不是药品。可见北京居民对于保健食品的非药品属性认知程度要高于整体一线城市消费者的认知水平。

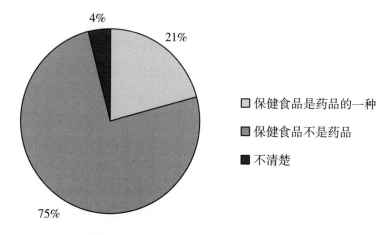

图 7 – 22　受访者对于保健食品和药品的区分认知

资料来源：中粮营养健康研究院消费者与市场研究中心。

（2）产品需要针对不同人群对信息传播和购买渠道进行差异化

本次调查中，营养健康食品主要包括三类：一是添加某种/某些营养素的食品，如高钙奶、添加益生菌的酸奶等；二是特殊膳食食品，指为满足某些特殊人群的生理需要，或某些疾病患者的营养需要，按特殊配方专门加工的食品，如婴儿配方奶粉、无糖食品（针对糖尿病患者）；三是药食同源食品，如阿胶、枸杞子、蜂胶等。

就受访者了解营养健康食品的宣传信息的渠道而言，排在前三位的都是家中电视、个人电脑和移动设备。选择车体广告/公交站台广告以及现场参与专家讲座的受访者人数较少。其中，保健食品相较于其他品类的营养健康食品，有更多的消费者是通过亲友介绍（33.4%）、公交、地铁上的移动电视（29.4%）来获取宣传信息（见表7 – 13）。

根据调查结果显示，受访者购买营养健康食品的途径主要集中在超市、大卖场、专卖店等实体店，综合性的购物网站和食品专营网站购买人数也相对较多，仍和实体店有一定的差距。就国外的购买渠道来看，在专卖店和大卖场等实体店购买的人数同样要多于网上购物的人数，不过在专营网站购买的人数要多于在综合性网站购买的人数

（见图 7 – 23）。

表 7 – 13 北京居民了解营养健康食品的宣传信息的渠道（多选题）

营养健康食品	人数占比
家中电视（如电视节目）	67.6%
个人电脑（如购物网站/品牌官网/门户网站/视频前加载的广告）	41.9%
移动设备（如手机/iPad）	40.8%
在医院听取医生指导	30.0%
亲友介绍	29.0%
广播（车内广播、室内广播等）	28.0%
公交、地铁上的移动电视	25.2%
零售渠道（如超市中的宣传信息）	23.9%
楼宇/大型广告牌等	21.3%
报纸、杂志、书籍	21.1%
产品包装信息	18.3%
车体广告/公交站台广告	17.9%
现场参与专家讲座	16.1%
从来没有看到过	0.6%

资料来源：中粮营养健康研究院消费者与市场研究中心。

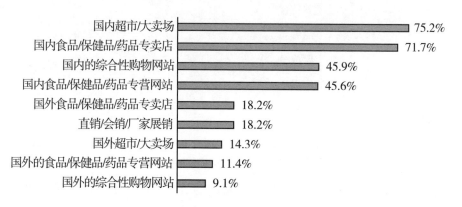

图 7 – 23 北京居民购买营养健康食品的途径

资料来源：中粮营养健康研究院消费者与市场研究中心。

综合两组数据可以发现，一是超市和大卖场相较于专卖店而言，更受到消费者的认可；二是国内的综合性购物网站，相较于专营网站，更加受到中国消费者的认可，而国外的专营网站的运营和推广要好于综合性网站；三是无论是在国内还是国外，国内的消费者更多选择在实体店而非网店来购买营养健康食品。

（3）购买时关注产品营养特性，价格敏感度低

在本次调研中，调查询问了为自己购买并食用过营养健康食品的消费者，关于在专卖店、超市、大卖场等实体店购买时，他们首要考虑的三个因素。在最优先的考虑因素中，营养特性品牌和主要成分排在了前三位，有50%的受访者认为"营养特性"是他们在购买营养健康食品时最先考虑的因素，24%的受访者认为"品牌"是最先考虑的因素，14%的受访者认为"主要成分"是最先考虑的因素（见表7－14）。

表7-14　北京居民在实体店购买并食用营养健康食品时最先考虑因素

购买营养健康食品的考虑因素	比例
营养特性	50%
品牌	24%
主要成分	14%
适用人群	6%
价格	5%
包装	0.3%

资料来源：中粮营养健康研究院消费者与市场研究中心。

受访者在综合性购物网站、专营网站等进行网上购物时，受访者最优先考虑因素中排名前三位的分别是"适用人群""营养特性"和"关键字"。"产品价格""网站推荐""主要成分"等因素只被极少数受访者选为最优先考虑的因素（见表7－15）。

表 7 – 15 北京居民在网店购买并食用营养健康食品时最优先考虑因素

购买营养健康食品的考虑因素	比例
适用人群	32.4%
营养特性	29.7%
直接输入产品关键字	14.0%
品牌	10.8%
销量	5.4%
主要成分	5.0%
看网站推荐的产品（如主页推荐）	0.9%
价格	0.9%

资料来源：中粮营养健康研究院消费者与市场研究中心。

综合以上几组购买时的考虑因素来看，消费者在实体店购物和在网上购物时，考虑的因素会有所差异，在实体店购物时更加看重"营养特性""品牌"和"主要成分"，网上购物时，更加看重"适用人群"，无论是网店还是实体店，较少的消费者会将"价格"作为重要的考虑因素。消费升级使得消费者对于产品品质的要求逐渐提升，而无论是在自用还是在送礼方面考虑，北京市居民对于价格对营养健康食品的敏感程度较低。随着目前出境旅游市场的火爆和互联网行业的发展，越来越多的消费者具有了国际化的视野，丰富的消费经历和国际化视野使得消费者对于产品的期望值不断提高，在足够的品牌支撑以及功能性满足需求的基础上，消费者愿意支付相应的价格购买营养健康产品（见表 7 – 16）。

表7-16 北京居民购买和食用的营养健康食品品种

购买品种	比例	食用品种	比例
乳制品	35.7%	乳制品	37.0%
滋补养生食品，如阿胶、燕窝等	34.3%	滋补养生食品，如阿胶、燕窝等	36.0%
干货/炒货/坚果	26.8%	干货/炒货/坚果	29.2%
米/面/油	23.8%	米/面/油	27.7%
烘焙食品（饼干、糕点等）	22.7%	烘焙食品（饼干、糕点等）	25.3%
冲饮/咖啡/茶	19.3%	冲饮/咖啡/茶	20.8%
饮料饮品	17.3%	肉禽鱼干类（如肉松、牛肉干、鱿鱼丝等）	19.2%
肉禽鱼干类（如肉松、牛肉干、鱿鱼丝等）	16.7%	饮料饮品	18.3%
方便速食（方便面、罐头、速食粥等）	13.5%	方便速食（方便面、罐头、速食粥等）	14.8%
酒	11%	糖果/巧克力	11.3%
糖果/巧克力	10%	酒	11.3%
沙拉酱	8.8%	果酱	9.7%
果酱	8.5%	厨房调料	8.8%
厨房调料	8%	沙拉酱	8.7%
膨化食品	7%	膨化食品	8.3%
蜜饯	6.5%	蜜饯	7.0%

资料来源：中粮营养健康研究院消费者与市场研究中心。

（4）消费者关注营养健康食品品类与营养特性覆盖范围较窄

根据调查结果显示，受访者购买和食用品种最多的三类食品分别是乳制品、滋补养生食品和坚果炒货类食品。可以发现这三类食品本身具备一定的、受消费者认知的营养特性，并且最近几年这几类食品所在行业发展也较为迅猛。在休闲食品（此处包括干货/炒货/坚果、烘焙食品、肉禽鱼干类、糖果/巧克力、膨化食品、蜜饯）中，干货/炒货/坚果、烘焙食品的购买和食用人数较多，而膨化食品和蜜饯的购买和食用人数排在最后。

从调查结果可以发现，受访者食用的营养健康食品的营养特性主要集中在增强免疫力、促进消化、调节肠道菌群、补充维生素和矿物质等方面，针对三高等慢性病的产品的食用人数不是非常多（见表 7 – 17）。

表 7 – 17　受访者食用营养健康食品各营养特性人数所占比例

食用营养健康食品的营养特性	人数占比
增强免疫力	38.5%
促进消化	36.7%
调节肠道菌群	34.2%
补充维生素和矿物质	32.4%
补钙	29.1%
缓解体力疲劳	28.2%
辅助治疗降血脂/降血糖/降血压	24.8%
预防/辅助治疗心脑血管疾病	24.1%
美容/改善皮肤	16.9%
减肥	15.5%
提高运动能力	15.5%
缓解视疲劳	15.5%
通便	15.1%
预防/辅助治疗癌症	13.1%
提高记忆力	13.1%
预防/辅助治疗胃部疾病	11.5%
促进生长发育	7.7%
清咽	6.5%

资料来源：中粮营养健康研究院消费者与市场研究中心。

综合考虑年龄因素，对比青年人、中年人和中老年人关注的健康问题和实际购买的产品营养特性发现，青年人关注的健康问题排在前三位的是肥胖、运动能力不足和心理疾病。青年人购买与食用的营养健康食品营养特性前三位是促进消化、增强免疫力和调节肠道菌群。值得注意的是，关注三高的人群要多于实际购买具有预防三高营养特性的食品的人群（见图 7 - 24）。

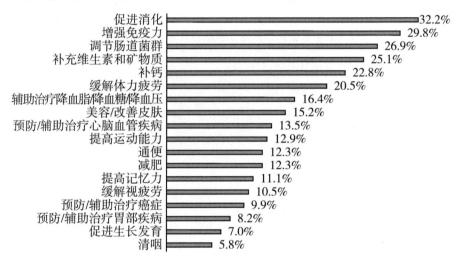

图 7 - 24　青年人（20 ~ 29 岁）购买与食用的营养特性

资料来源：中粮营养健康研究院消费者与市场研究中心。

在中年人群体中，最关注的前三个健康问题是三高、肥胖和免疫功能低下。中年人购买与食用的营养健康食品营养特性前三位是促进消化、增强免疫力和补充维生素和矿物质。值得关注的是，关注三高、心脑血管疾病和糖尿病的人群要多于购买与食用具有预防三高、心脑血管疾病和糖尿病的食品的人群（见图 7 - 25）。

在中老年人群体中，最关注的前三个健康问题是三高、心脑血管疾病和肥胖。中老年人实际购买的营养健康食品营养特性前三位是增强免疫力、调节肠道菌群与补充维生素和矿物质。值得关注的是，关注三高、心脑血管疾病和糖尿病的人群要多于实际购买具有预防三高、心脑血管疾病和糖尿病营养特性的食品的人群；减肥食品同样没有受到中老年人的追捧。（见图 7 - 26）

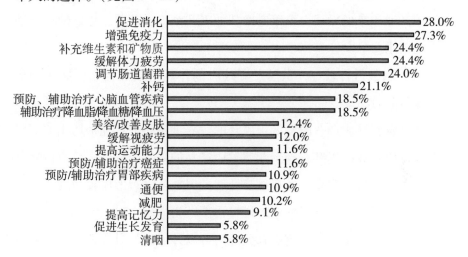

图 7 - 25　中年人（30 ~ 49 岁）购买与食用的营养特性

资料来源：中粮营养健康研究院消费者与市场研究中心。

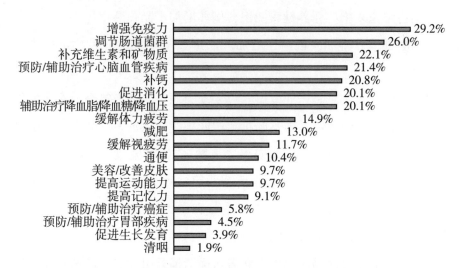

图 7 - 26　中老年人（50 ~ 65 岁）购买与食用的营养特性

资料来源：中粮营养健康研究院消费者与市场研究中心。

7.2.5 针对北京市居民营养健康需求的发展建议

通过北京居民对于营养健康食品相关认知和现状调研，针对食品营养健康产业未来的发展，可以考虑从如下几个方面着手，更好地满足消费者的需求。

（1）增强科普教育，积极发挥政府的作用，鼓励企业开展多种形式的宣传教育活动

食品营养健康产业的发展与民众的营养健康科普状况密切相关。民众营养健康素养的提升有利于营养健康产品的研发与推广。目前，北京市的营养健康科普教育已经在逐步开展，但是还没有形成较为成熟和完善的体系。民众对于营养健康的科普诉求较为强烈，对于政府开展相关活动的接受程度也较高。政府有关部门可以开展系列科普教育，例如通过进社区、网站宣传等形式进一步完善现有的科普体系，利用政府公信力为消费者提供科学可靠的食品营养健康知识。此外，企业可充分利用各种销售渠道来推广营养健康知识，例如增加产品包装宣传等。

（2）重视产业研发创新，增加产品形态与功能的开发，重视市场研究

产业的研发创新是产业发展的重要动力源泉。研发符合消费者偏好与需求的营养健康食品才能不断扩大产业规模，保证发展活力。消费者对营养健康食品的理解更多倾向于"天然""原料健康"等特征，并且对食品形态的产品认可度高。今后企业应注重挖掘食品的天然健康属性，并且尽力改变现有产品中"药品"和"人工合成"的形象，以普通食品的形态提高消费者的购买意愿。

消费者对于产品品质等多方面需求逐渐提升引发消费市场升级。消费者购物更加理性，消费者对于产品认知的渠道越来越丰富，越来越多的消费者具有了国际化的视野，丰富的消费经验和国际化视野使得消费

者对于产品的期望值不断提高。消费者对于食品行业的成熟度要求更高。目前国内的营养健康食品仍然存在产品功能重复、组方重复以及科技含量不高等问题。此外，消费者关注的健康问题与实际购买的产品营养特性并不完全匹配。企业还没能对这一消费群体有足够的了解和认识，缺乏市场细分和市场定位。企业一方面需要重视科研开发，提高技术水平；另一方面需要重视市场研究，及时了解消费需求，并加强消费者教育，培养成熟的消费者，为拓展产品打好市场基础。

（3）重视传统销售渠道的完善与创新，抓住日益增长的电商渠道

调查显示，传统宣传渠道仍然占据优势。随着电子商务和社交媒体越来越深入消费者的日常生活，在未来，传统营销模式需要重视创新，例如在线下推出体验店，开展售前、售中、售后的咨询，以及消费者教育等。目前部分领先的保健品企业已经开始在实体店推出体验式服务，包括大型旗舰店体验店、社区数字店、专业店等多种类型，以增强用户的体验等。无论采用何种销售模式，注重在渠道中加强消费者体验，提供具有创新性的多元化服务将成为未来发展的趋势。同时，线上和线下渠道应该互相补充，各尽所长，完善企业的销售路径。

参考文献：

1. 李辉尚. 基于营养目标的中国城镇居民食物消费研究［D］. 北京：中国农业科学院，2015.

2. 赵志红. 现阶段中国居民的营养与健康［J］. 药物与人，2014，27（5）：293.

3. 国家卫生计生委疾病预防控制局. 中国居民营养与慢性病状况报告［M］. 北京：人民卫生出版社，2015.

4. 中国营养学会. 中国居民膳食指南［M］. 北京：人民卫生出版

社，2016.

5. 何宇纳，翟凤英，王志宏，等. 中国居民膳食能量、蛋白质、脂肪的来源构成及变化［J］. 营养学报，2005（27）：359－365.

6. 张兵，杨月欣. 中国营养问题及对策思考［J］. 营养学报，2015，37（1）：7－12.

7. 国家卫生与计划生育委员会宣传司中国健康教育中心. 2013 年中国居民健康素养监测报告［R］. 2014.

第3部分

北京食品营养健康产业
创新发展战略规划

C hapter 8
第 8 章
北京食品营养健康产业
创新发展战略规划

我国《"十三五"规划纲要》指出要"推进健康中国建设"，将提升我国居民的健康水平放在了重要的战略位置上。同时，2016 年 11 月《"健康中国2030"规划纲要》指出，未来15 年是推进健康中国建设的重要战略机遇期。《"健康中国2030"规划纲要》中明确提出在这一阶段"制订实施国民营养计划，深入开展食物（农产品、食品）营养功能评价研究，全面普及膳食营养知识，发布适合不同人群特点的膳食指南，引导居民形成科学的膳食习惯，推进健康饮食文化建设"。在未来北京食品营养健康产业发展过程中，经济保持中高速增长将为稳固产业发展提供坚实基础，消费结构升级将为产业中产品完善及健康服务创造广阔空间，创新发展将为全面提高北京地区居民营养健康水平提供有力支撑，政策法规制度的逐步完善也将为健康领域可持续发展构建可靠保障。

8.1 北京食品营养健康产业创新发展成就和存在问题

8.1.1 发展成就

（1）产业链不断延伸，结构调整效果凸显

近年来北京地区在核心职能定位下，借助京津冀一体化，对北京食品营养健康产业进行布局，根据需求调整农业种植、养殖结构，在河北等地建立食品原料基地。如北京篮丰绿源公司在河北承德围场县新拨乡殷家店村建立了蔬菜基地，北京多利农庄有机农业科技有限责任公司在河北廊坊永清县曹家务乡多利农庄建立了有机种植基地，北京三农汇友农业发展有限公司在河北张家口的东滩村和小雕鹗村建立了蔬菜种植场等。结构调整拉长了产业链条，提高了产品附加值，形成了产、供、销一条龙的食品营养健康产业化发展格局。

同时，北京食品营养健康产业借助天津滨海新区自贸区的优势，将研发、销售等环节放到了滨海新区，产业链布局不断扩展。如首农集团将种植环节向河北转移，而销售、研发等环节向天津滨海新区渗透。

此外，作为北京都市产业重要的组成部分，食品营养健康产业布局区域化和集群化发展的格局进一步强化，发展了一批健康食品产业园区，如延庆农副产品加工园区、北京通州食品工业园区、绿富隆有机农业示范园区、密云经济开发区等，进一步提高了产业集中度，对产业规模化的效率提升产生了积极的影响。

（2）骨干企业发展壮大，产业集中程度提高

食品产业规模化、集约化深入推进，通过兼并重组、淘汰落后，推出了一批市场占有率高、带动能力强的骨干企业和企业集团。目前，北京食品产业拥有 19 个中国名牌和 10 个中国驰名商标，占全市工业中国品牌的 52%。首农、顺鑫农业、燕京啤酒、三元牛奶等企业与品牌在国内具有较高的知名度和影响力，在国内占据较大的市场份额。另有王致和、红螺、稻香村等一批知名品牌有较高的市场知名度。同时，国家商业部认定的 18 家中华老字号食品企业，品牌文化和传统技艺在国内外享有较高的美誉度，产品销往全国和世界各地。北京食品品牌以"安全、健康、文化"为特色，已经得到消费者的普遍认可。

（3）产品结构不断优化，市场供应更加丰富

目前北京地区的营养健康产品结构向多元化、优质化、功能化方向发展，产品细分程度加深，深加工产品比例上升，新产品不断涌现，一定程度上满足了居民对食品营养、健康、方便的需求。市场供应品种丰富多彩，规格档次齐全，形成了 11 大类、46 个小类共计数百种食品（见表 8 – 1），满足了不同人群多层次的消费要求。

表 8 – 1 北京地区典型营养健康食品列表

食品品类	营养健康升级	产 品	品牌和厂商
谷 物	1. 富硒 2. 添加营养健康原料 3. 有机不抛光	秦康富硒糙米当季新米 全胚芽发芽米玄米 农家五谷杂粗粮大米 八宝粥米五谷杂粮组合 有机不抛光寒地大米	秦康，汉阴县红星米业有限公司 仁果果，河南学远生态农业科技有限公司 谷绿农品，五常市稻禾源米业有限公司 等等
植物油	1. 降低胆固醇 2. 物理压制，冷榨工艺，密封压制等 3. 满足特定人群需求 4. 强化维生素，如强化维生素 A，维生素 E 5. 包装升级，如采用防紫外线健康瓶、海螺盖等 6. 原料精选	初榨橄榄油 金龙鱼油茶籽油 花香四季南瓜子油 福临门 AE 非转基因压榨浓香菜籽油 福临门压榨一级葵花籽油 福临门黄金产地玉米油	品利，品利（上海）食品有限公司 金龙鱼，益海嘉里 花香四季，吉林市圣基实业有限公司 福临门，中粮 等等

续表

食品品类	营养健康升级	产　品	品牌和厂商
蔬菜、水果、坚果制品	1. 非油炸坚果 2. 高纤维低脂 3. 针对特定人群需求 4. 添加了营养健康原料的坚果	蜜蜂工坊台湾进口非油炸原味蜂蜜混合核桃坚果办公室零食 俄罗斯进口坚果谷物麦片低脂营养早餐冲饮即食麦片办公室零食 中粮每日坚果零食大礼包孕妇食品原味混合坚果仁核桃仁 中粮每日坚果山萃混合果仁	蜜蜂工坊，产地：港澳台 ogo，俄罗斯"Everest" 山萃，中粮 等等
糖果、巧克力、蜜饯类	添加营养健康原料	燕麦巧克力	麦德好，福建省麦德好食品工业有限公司 等等
糖　类	1. 天然原材料 2. 零糖分 3. 零脂肪	天然甜菊糖 咖啡代糖、烘焙代糖 健康代糖	太古天然健康糖，香港太古糖业有限公司、曲阜香州甜菊制品有限责任公司 怡口，南京利丰英和商贸有限公司 太古，香港太古糖业有限公司 Natrena，荷兰Natrena公司 等等
烘焙食品	1. 功能添加 2. 粗粮全麦 3. 低糖 4. 添加了营养健康原料	猴菇饼干 思朗纤麸消化饼干无添糖暨低含糖五谷杂粮芝麻全麦粮 中膳堂无蔗糖粗粮饼干（糖尿病人） 卜珂蔓越莓黄油曲奇饼干	豫吉，新乡市绿源食品有限公司 思朗 中膳堂 卜珂，苏州北纬拾贰度食品有限公司 等等

续表

食品品类	营养健康升级	产　品	品牌和厂商
方便食品	1. 非油炸 2. 粗粮，高纤维	焙烤薯片、方便面脱水蔬果脆片、粗粮膨化食品	董小姐焙烤薯片，浙江小王子食品股份有限公司 好丽友薯愿，好丽友食品（上海）有限公司 五谷道场非油炸健康方便面，中粮五谷道场食品有限公司 老阿嬷香菇脆片，漳州明德食品有限公司 家乐氏玉米片，美国家乐氏公司 旺旺黑米雪饼，仙桃旺旺食品有限公司 等等
乳制品	1. 补充营养 2. 促进肠道消化	伊利谷粒多、蒙牛早餐核桃牛奶 养乐多、各种酸奶	伊利、蒙牛 养乐多及各大乳制品品牌 等等
罐头食品	无添加	午餐肉 水果罐头	乐天午餐肉罐头，韩国乐天株式会社 桃至尊黄桃水果罐头，福建金之榕食品工业有限公司 等等

续表

食品品类	营养健康升级	产　品	品牌和厂商
调味品、发酵制品	1. 无添加，无防腐剂，无色素 2. 低盐，有机原料 3. 促进消化，有益身体	泡菜、豆豉 酱油 果醋、果醋饮料	韩村泡菜，韩国白云株式会社 潼川豆豉，四川省三台县潼川农产品开发有限责任公司 李锦记薄盐生抽，李锦记（新会）食品有限公司 日本福山昆布淡酱油，日本福山公司 海天苹果醋，佛山市海天（高明）调味食品有限公司 乐醋坊果醋饮料，中山市创康食品企业有限公司 等等
饮料类	1. 维生素功能饮料（提神） 2. 清火（凉茶） 3. 补充电解质 4. 补充维生素 5. 富含茶多酚 6. 植物蛋白饮料	脉动、红牛 加多宝凉茶 Vita Coco 天然椰子水 100% 纯果汁饮料 三得利黑乌龙饮料 六个核桃	达能脉动、"红牛" 加多宝 Vita Coco 雀巢、汇源等 三得利 养元 等等
茶类	1. 降血糖 2. 去火 3. 减肥、改善肠道健康 4. 调节代谢、降低血脂	苦荞茶 金银花 碧生源减肥茶、常润茶 黑茶	西北磨坊等 贡苑 碧生源 中粮 等等
酒	1. 抗疲劳、免疫调节 2. 缓解体力疲劳 3. 活血补血，顺气除烦	劲酒 黄金酒 竹叶青酒	中国劲酒 上海黄金搭档 山西杏花村 等等

资料来源：中粮营养健康研究院消费者与市场研究中心。

（4）科技创新水平提升，增强科技引领作用

北京作为我国科技创新的中心，聚集了来自世界各地食品营养健康相关的科技人才，并拥有多所高校、科研机构和知名食品企业的研发部门，是科教知识密集区。北京的人才竞争力、科技创新能力均居全国首位，是我国智力最密集的城市之一。近年来北京在食品营养健康相关科技方面取得了一定的进展：在技术研发方面，主要集中在谷物主食类、植物蛋白类、禽蛋类、功能性肉制品、功能性食品、保健食品以及功能性原料等多个领域，同时，进行特殊人群的膳食食品开发，如孕产妇、婴幼儿、慢病患者等；在装备研制上，北京食品各行业技术装备水平都有不同程度的提升，科技支撑能力增强。通过引进技术和设备，北京地区行业装备水平进步显著，谷物加工、乳制品、肉类及肉制品等行业的大中型企业的装备处于我国领先水平。作为全国的科技文化中心和国家创新服务中心，北京科技创新资源丰富，科技研发实力雄厚，食品工业科技源头创新及技术储备优势明显，为北京食品营养健康产业发展提供了坚实的科技支撑，在行业内科技和创新方面起到了积极的引领作用。

（5）食品消费增长态势良好

北京拥有 2100 多万人的消费群体，且食品消费水平高、层次多，按照食品供应半径规律，对北京周边乃至全国市场都会发挥辐射作用。2012 年北京实现社会消费零售额 7702.8 亿元。其中，吃类商品零售额共计 1679.1 亿元，占全市零售额的 21.8%。北京食品的出港市场还有很大的空间待开发，国内外两个市场为北京食品产业发展提供了广阔的空间。

（6）食品营养健康产业智能化发展初见成效

北京地区食品营养健康产业在装备水平提升的基础上，生产过程也向自动化、智能化和高效化发展。同时，由于信息技术的发展，健康管理、云计算、大数据分析、垂直搜索引擎等现代科技手段在食品营养健

康产业中的应用越来越广泛，如通过大数据分析进行消费需求挖掘，营养健康监测、分析、预警等。此外，北京市食品药品监管局成立互联网监测中心，建立食品药品互联网监测系统，对互联网食品药品信息及交易、广告发布行为进行智能监测。监测范围覆盖涉食涉药网站 3 万余家，第三方交易平台、订餐平台 200 余家，网店 60 万余家。

8.1.2　存在问题

（1）本地食品产业总体规模小，不具备生产优势

北京食品营养健康产业链有"两头在内，中间在外"的特征，即研发与市场集中在北京本地，生产与制造在北京以外。食品营养健康产业的产业结构分为产品层和服务层。产业中产品层的发展主要依托整体食品工业的发展。就食品工业发展情况而言，2013 年北京食品工业中产值仅占全国食品工业总产值的 1.09%，在京津冀三个区域中排名第三，在全国四个直辖市中排名第四，仅为河北的 31.81%，天津的 53.31%，上海的 53.02%。2013 年北京食品产业的排名在全国省份中占第 24 位（见表 8 - 2），仅高于新疆、宁夏、甘肃等省区。北京近 5 年的食品工业总产值年均增长率仅为 11.2%，远低于 25.4% 的全国平均水平。从食品重点行业来看，北京总体实力不强，排名居全国中下游水平。龙头企业带动不突出，2008 年北京有亿元以上食品企业 98 家，其中 10 亿~30 亿元企业 10 家，30 亿元企业 2 家，分别仅占亿元以上企业的 10% 和 2%。从当地食品工业整体发展规模角度分析，北京企业具备的生产优势较差。

表 8 - 2   2013 年全国食品工业主要经济指标

排名	地区	主营业务收入(亿元)	主营收入增长率(%)	利润总额(亿元)	利润总额增长率(%)	税金(亿元)	税金增长率(%)
	总计	101 139.99	13.87	7531.00	13.55	8649.76	10.75
1	山东	15 636.96	11.26	940.11	10.95	664.18	12.29
2	河南	8459.29	11.21	777.40	14.74	464.21	7.95
3	湖北	6358.94	20.83	398.40	34.46	506.21	11.40
4	辽宁	6078.67	13.59	363.05	10.89	180.14	15.53
5	四川	5881.53	10.67	517.26	-1.78	479.74	4.48
6	江苏	5818.63	12.03	537.12	13.03	568.31	11.61
7	广东	5680.46	15.45	452.68	26.63	440.95	10.27
8	湖南	4462.79	13.39	278.74	11.86	703.07	11.64
9	吉林	3947.90	10.58	147.71	-15.47	144.68	0.57
10	福建	3937.67	15.21	263.37	14.23	305.92	14.91
11	安徽	3856.10	14.53	230.03	9.85	300.42	10.39
12	黑龙江	3707.98	19.73	191.91	25.18	165.20	17.98
13	河北	3490.84	10.92	215.51	10.37	192.77	6.65
14	广西	2636.15	13.66	190.79	2.83	191.87	4.98
15	内蒙古	2558.73	18.57	197.55	37.26	132.94	14.41
16	浙江	2409.75	6.17	178.79	6.36	355.15	6.91
17	江西	2270.71	19.61	167.24	28.88	153.07	23.93
18	云南	2195.59	13.79	274.51	24.10	927.01	9.11
19	上海	2094.29	8.41	278.58	5.61	711.49	11.64
20	天津	2082.85	8.68	197.95	13.87	108.55	24.80
21	陕西	1657.64	17.52	137.74	20.27	164.59	7.04
22	贵州	1145.81	19.33	308.45	12.94	325.52	13.94
23	重庆	1127.67	17.46	78.22	47.34	141.24	19.51
24	北京	1110.46	8.76	48.51	20.41	90.81	14.38

续表

排名	地区	主营业务收入（亿元）	主营收入增长率（%）	利润总额（亿元）	利润总额增长率（%）	税金（亿元）	税金增长率（%）
25	山西	705.50	10.85	45.53	-2.70	52.29	-0.67
26	新疆	667.85	16.65	55.55	22.71	40.23	0.40
27	甘肃	613.40	18.72	34.38	9.39	107.13	18.32
28	宁夏	236.67	23.92	11.16	15.65	6.06	37.81
29	海南	213.97	12.61	4.94	2.76	19.23	6.53
30	青海	78.30	6.01	3.26	121.89	4.89	5.61
31	西藏	16.90	0.26	4.54	-17.10	1.87	70.95

资料来源：《中国食品工业年鉴（2011—2013）》。

（2）资源、环境约束性强，产业全面发展受限

就产业发展环境而言，资源、环境性因素对北京食品营养健康产业的发展具有刚性约束力。北京是一个农业资源相对匮乏的地区，种植业和养殖业在北京的规模逐渐缩减及外移，以农产品为主要原料的食品加工企业产能受到限制。北京的水资源相对匮乏，以水为主要原料或耗水量大的食品企业如酒、饮料制造业的发展也受到了限制。同时，我国食品工业中相当多的企业仍属于劳动密集型，受限于北京地区的人力成本、劳动力成本、商务成本等因素，大部分北京的营养健康食品企业存在企业运营成本高的问题，在一定程度上制约了地区行业的发展效率。虽然食品产业相对于化工、制药、供暖、交通等企业污染相对较低且容易控制，但在北京严格的节能、减排、降耗刚性约束下，北京的营养健康食品企业的生产环节仍然面临高成本压力和巨大的技术改造压力，在一定程度上限制了产业的全面发展。

（3）部分食品企业市场营销意识薄弱，影响研发成果的市场表现

在资源和环境因素的影响下，北京地区食品营养健康产业的发展受到一定程度的限制，应当扬长避短，将发展的重心放在科技创新发展和

深化消费市场上。然而，根据对相关企业的调研结果发现，在多数北京知名的食品企业中都存在注重食品技术方面的创新和积累，但在市场营销和推广方面支持相对薄弱的情况。例如，稻香村曾采用海藻糖、沙棘等具备营养健康功能特点的新原料开发新产品，但由于缺乏有力的营销宣传和消费者教育，消费者对这些新原料和其营养健康功能认知较少，导致产品市场表现不好，最终下架。与之相似，三元乳业于 2010 年获得 SIAL 金奖国别奖的五色养系列牛奶，其创新工艺突破性地将中国传统养生之道与现代营养饮食相融合，兼具了牛奶的营养和完善的养生功效，但同样由于营销推广不足，导致产品市场表现不佳。此外，与食品营养健康相关的培训、教育、检测、咨询、认证服务也是推动产业发展的重要环节，但目前北京地区上述行业缺乏整体和系统的行业发展规划，也没有具体的行业规范，业务水平良莠不齐，不利于食品营养健康产业的进一步发展。

（4）研发投入力度有限，高附加值产品比例低

北京食品营养健康产业目前仍属于投资拉动型，投资规模也相对较小，产业中科研开发投入和成果转化率不高，新产品和高端产品比例低。食品营养健康产业科研经费投入少，首都的研发人才、机构、高校科研成果等资源优势没有得到充分发挥，产品持续开发的后劲不足。由于机制和人力资源掣肘，企业创新思路和方式难以脱开惯性继承模式。北京食品营养健康产业尚未形成高附加值的拳头产品和引领现代生活方式的核心竞争力。目前的企业研发环境和资金投入水平会限制食品营养健康产业在京的发展，需要继续加大研发投入力度，打通产学研合作渠道来改变这一状况。

（5）食品营养健康相关的基础研究不足

食品营养健康产业是一个涵盖食品科学、生物、医药、化学等多学科的综合交叉性领域，需要从人体的营养代谢、病理与健康状况、基因

组学和个性化营养等方面进行全方位的基础研究。特别是慢性疾病方面的基础研究，在居民慢性病的预防和治疗方面会发挥关键作用。只有透彻地了解营养健康相关作用机理，才能够开发设计出切实满足居民不同需求的营养健康食品。扎实而深入的基础研究需要花费大量人力物力，但是较短时间内无法体现其经济效益。因而，在经费投入有限的情况下，少有食品企业或科研机构大范围开展营养健康方面的基础研究，同时，目前各级政府和科研管理部门对营养健康基础研究的科研投入极少，没有引导各相关学科形成研究合力，也无法吸引更多社会资金投入到这个领域中。基础研究不足很大程度上限制了行业体系深化。

（6）人才结构不合理，激励机制缺乏

目前北京食品营养健康产业中人才结构不合理，主要表现在以下几个方面：在人才结构方面，技术专业人才较多，但与产业发展相关服务的信息、金融、外贸、法律、咨询、检测等人才较少，并且交叉学科的复合型人才普遍短缺，特别是既了解技术又熟悉市场的高端人才更加缺乏；在专业技术人才梯队方面，初中级人才较多，但技术领军人物、学科带头人等高级技术人才总量严重不足，同时，缺乏高级技术人才的专业晋级通道和相应的待遇水平和激励机制，导致绝大多数较高水平的专业技术人才转向管理，研发整体力度与深度受到限制，很难取得重大突破；在人才培养方面，仍存在学科和课程设置不合理的问题，理论知识与专业技术不均衡，造成学术研究者不了解如何通过实际技术实现成果转化，而专业技术人员不善于利用前沿理论实现技术创新，影响产业中技术的创新发展；专业技术人才在不同性质组织中的分配不合理，在企业中基础研究人员过于缺乏，而在科研院所中应用技术人员比重较低，造成知识和技术协同不够，导致产学研之间交流合作不通畅，科技成果转化效率较低。

（7）居民消费缺乏正确的引导，营养健康知识普及教育不足

政府有关部门和机构对营养健康知识普及工作重视程度相对欠缺，整体投入不足，部门间缺乏协作。营养健康知识的普及水平较低，导致北京居民虽具有较高的健康意识和营养健康需求，但缺乏食品营养健康知识的系统学习，再加上以偏概全、不科学的错误营养信息频频出现在平面和网络媒体上误导消费，导致居民在膳食搭配和营养健康食品的选择上呈现非理性特征。例如，短时间内商业广告或健康养生类电视节目等强力推广某种含营养健康原料或成分的产品，使该产品或营养健康宣称成为流行，消费者就会购买，较少有人去考虑自身身体情况是否适合食用该类产品。部分企业打广告战、价格战，忽视产品的研发创新和质量。更有甚者，利用消费者寻求营养健康的心理，通过虚假宣称等手段非法牟利，坑害消费者，尤其是老年消费者。这些行为使消费者产生了极强的排斥心理和不信任心理，严重阻碍了食品营养健康产业市场的良性发展。

（8）媒体相关内容缺乏针对性和专业性

北京本地电视及平面媒体中和营养健康相关的节目中，针对北京市民健康状况和生活习惯的内容较少。媒体营养健康的专业性需要提升，对公众发布的信息需要经过相关专家证实后再宣传，未经证实的内容容易误导消费者，对行业的可信度产生不良影响。行业内需要加强对于媒体内容的监控，通过食品营养健康舆情的研究和预测，对于相关的网络流言和谣传进行控制，避免不实信息扩散。

（9）北京传统食品的发展滞后

北京的传统食品，如驴打滚、艾窝窝、油炸奶糕等，具有很强的区域代表性。但从当前的营养健康角度而言，这些传统食品都具有高油、高糖等问题。从文化角度而言，北京传统食品发展的滞后会影响北京饮食文化的传承。在食品工业技术发展的过程中，少有新技术应用（如

配方改进等）应用在这些传统食品的生产和加工上。随着北京居民健康意识的逐步提升，传统食品的口味和营养特征无法满足当前消费者的营养健康需求，与此同时，北京地区也缺乏对于北京传统食品的文化和宣传，使得这些传统食品逐渐远离了消费者的视线。

8.2 北京食品营养健康产业创新发展面临的形势

8.2.1 全球食品格局深度调整，国际竞争日趋白热化

全球已进入空前的密集创新和产业振兴时代，世界主要经济体特别是发达国家，均加快了经济转型升级步伐，全球食品营养健康产业格局也正发生广泛而深刻的变革，不断向多领域、全链条、深层次、低能耗、全利用、高效益、可持续方向发展。近年来，食品营养健康跨国集团空前活跃，在全球范围内通过资本整合，以专利、标准、技术和装备的垄断以及人才的争夺，将技术领先优势迅速转化为市场优势，不断提升核心竞争能力，采用兼并、控股、参股等多种手段大举进入我国市场，使我国竞争力尚不够强的食品营养健康产业面临着严峻的国际竞争挑战。

8.2.2 高新技术应用加速，食品工业不断涌现新业态

食品营养健康是多学科综合的交叉应用型学科，其他科学领域的重大科技成果都会直接或间接带动食品营养健康产业中的技术创新。进入21世纪以来，信息技术、生物技术、纳米技术、新材料等高新技术发展迅速，与食品营养健康产业技术交叉融合，不断转化为食品营养健康生产新技术。如物联网技术、生物催化、生物转化等技术已开始应用于从食品原料生产、加工到消费的各个环节中。营养与健康技术、酶工

程、发酵工程等高新技术的突破使得传统食品工业化、新型保健与功能性食品产业、新资源食品产业等新业态的不断涌现。

8.2.3　食品营养健康消费需求增长，市场空间持续扩大

随着北京居民收入水平的提高和人口结构的变化，一方面，居民的营养健康意识和认知不断提升；另一方面，老龄化、慢性病情况日益严重，所以北京居民对食品消费需求将继续保持较快增长的趋势。2015年北京地区居民人均可支配收入为 48 458 元，比上一年增长 8.9%；人均消费支出为 33 803 元，比上一年增长 8.7%。收入的增加能够有效地刺激消费，有利于北京消费市场的发展。2015 年北京居民家庭恩格尔系数为 22.4%，已达到富裕水平，消费升级趋势愈加明显。北京居民对食品的消费从生存型消费加速向健康型、享受型消费转变，从"吃饱、吃好"向"吃得营养，吃得健康"转变，营养健康食品消费进一步多样化，继续推动营养健康食品消费总量持续增长。

8.3　北京食品营养健康产业创新发展指导思想、基本原则和发展目标

8.3.1　指导思想

推进北京食品营养健康产业创新发展，必须高举中国特色社会主义伟大旗帜，以马克思列宁主义、毛泽东思想、邓小平理论、"三个代表"重要思想、科学发展观为指导，全面贯彻习近平总书记系列重要讲话精神及党中央和国务院提出的《"健康中国 2030" 规划纲要》和《中国食物与营养发展纲要（2014—2020 年)》，深入贯彻落实科学发展观，坚持"自主创新、重点跨越、支撑发展、引领未来"的指导方针，认真贯彻实施《国家中长期科学和技术发展规划纲要（2006—2020

年)》，并结合北京市发展改革委员会及北京市经济和信息化委员会提出的《北京市十三五规划纲要》和《北京市"十二五"时期都市产业发展规划》，坚持正确的营养与健康工作方针，以提高北京居民营养健康水平为核心，以体制机制改革创新为动力，加快转变食品营养健康产业创新发展方式，顺应社会经济发展的"新常态"，促进产业转型升级，跟随消费升级的市场趋势，满足居民的营养健康需求，全面提升居民健康素质，实现人民健康与经济社会协调发展的国家战略。

8.3.2 基本原则

为满足居民营养健康需求，顺应市场发展趋势，改善居民健康状况和控制部分慢性病趋势，北京食品营养健康产业的创新发展应遵循以下原则。

（1）坚持创新引领，示范带动

依托首都科技和人才资源，发挥龙头骨干企业优势，创新行业与产品标准，树立行业标杆，推出高技术含量、高附加值的营养健康食品新产品。在食品营养健康产品创新以及相关的技术、装备、运作管理等方面创新发展的同时，还应大力发展食品营养健康相关服务端的创新，通过大数据技术在咨询、金融、认证、检测方面进行信息服务创新，以及移动物联网等技术在法律、培训和教育等方面进行消费者服务创新等，使产品端和服务端创新发展相协调，带动整个食品营养健康产业的全面发展。

（2）坚持政府引导，社会参与

加强政府政策引导力度，保持产业稳定、有序发展，充分发挥市场配置资源的基础性作用，促进产业结构调整和企业优胜劣汰，推动产业结构优化升级，实现产业可持续发展。

（3）坚持需求牵引，市场导向

充分发挥市场机制的作用，在现代营养理念的基础上，通过产业对消费需求的快速反应，逐步形成以科学的营养健康需求做牵引，以市场为导向的现代食物产业体系，促进产业链闭合，形成健康协调的产业环发展模式。

（4）坚持深化改革、开放平台

支持食品企业兼并重组，聚集大型企业集团，培育优势产业集群，大力发展总部经济，增强产业控制力、影响力和带动力。发挥龙头骨干企业对中小企业的带动作用，支持有潜力、成长性好的中小企业发展。鼓励引导企业采用股份合作制、混合所有制等形式，建立现代企业制度和产权制度。通过行业组织打造开放创新合作平台，增强行业组织成员合作动力，激发创新潜能；统筹利用国内外资源，加强产业国际交流合作，引进国外行业知识和人才力量，推动形成优势互补、合作共赢新格局。

（5）坚持协调推进，突出重点

统筹北京营养健康产业链发展关系，协调科研、生产与消费环节的关系，提高产业链运行效率。重点加强北京市内科研与消费市场投入，带动北京周边地区生产环节发展，通过培育特色优势产业集群形成规模化效应。进一步完善产业环模式，推进一二三产业融合发展，促进食品营养健康产业创新发展。

8.3.3　发展目标

北京食品营养健康产业创新发展战略以"培育产业基础、突破前沿技术、创制重大产品、深化产业结构、服务民生需求"为基本思路。明确以下四点发展目标。

一是以农业为产业基础，以传统食品工业转型升级为目标，成为北京都市产业中的以提升居民营养健康水平为目的的主导产业；

二是截至 2020 年，北京营养健康产业预计实现年增长率超过 20%[①]；

三是发挥北京国家创新中心作用，行业获批专利数量、产品种类等均居全国前列；

四是培育和发展食品营养健康相关服务行业，形成一定规模，达到北京每个区县至少拥有一家以上提供食品营养健康相关的教育服务、培训服务、技术输出服务、咨询服务、检测服务的机构。

北京食品营养健康产业创新发展战略目标应围绕食品营养健康原料特性、食品营养设计、营养健康食品加工技术、营养健康食品加工装备、营养健康食品物流与服务、营养健康食品质量与安全等产业关键技术领域，强化营养与健康食品产业科技基础研究、前沿技术研发、核心技术创新、关键技术集成与示范，推动企业为主体的协同创新与成果转化，加快前沿技术创新平台和创新人才队伍建设。改革产业科技发展与管理模式，推动营养与健康食品、营养健康食品制造、营养健康食品装备创制、营养健康食品物流与服务以及食品营养健康相关的教育服务、培训服务、技术输出服务、咨询服务、检测服务等相关行业的培育和发展。

食品营养健康产业发展战略目标中的重点主要包括推进科技发展、市场发展以及产业协同发展三个方面。在科技发展方面，应发挥北京的科技优势，围绕做大做强营养与健康食品新兴产业，拓展并深化基础研究广度和深度。在学科交叉中开拓一批新的研究方向，在食品组分变化规律、食品营养、食品生物技术等领域突破若干前沿领域的科学难题，取得一批国内领先水平的理论成果。在市场发展方面，应充分考虑消费者需求和消费升级趋势，挖掘不同消费人群的需求，结合消费需求和食

---

① 食品营养健康产业的范畴包括营养健康食品原料养殖和种植，食品加工、仓储物流、销售渠道以及相关的技术研发、生产和设备的设计与制造、咨询认证服务、消费者服务等产业或产业集群。

品的营养健康功效设计营销概念，并结合产品特征进行诚信、品质、高端化、个性化的营销和市场推广，发挥北京的市场优势。在产业推进方面，结合北京食品营养健康产业链"两头在内，中间在外"的特征，发挥北京创新优势，与在北京以外环节在食品营养健康原料特性、食品营养设计、营养健康食品加工技术、营养健康食品加工装备研发、营养健康食品物流与服务设计、营养健康食品质量与安全检车技术等方面进行协同创新，并从教育、培训、咨询、检测服务方面向京外地区渗透，从而推进食品营养与健康产业的发展。

8.4　北京食品营养健康产业发展基础

8.4.1　食品营养健康产业定位日趋明确

根据国家《"健康中国 2030"规划纲要》和《中国食物与营养发展纲要（2014—2020 年）》的具体要求，以及《北京市"十三五"规划纲要》与《北京市"十二五"时期都市产业发展规划》相关内容，结合对北京地区食品营养健康产业创新发展基础的研究，在首都国际大都市建设进程加速、人们生活水平提高、生活方式改变和健康意识日益增强的新形势下，北京食品营养健康产业应以保障民生为基础，以居民营养健康需求为主导，以科技创新为驱动，以消费升级趋势为新产品开发方向，贯穿第一、二、三产业，形成全产业环协调发展格局，优化"两头在内，中间在外"产业模式。强化以农业为基础的营养健康食品原料产业、食品加工业、食品装备制造业、食品物流服务业、终端销售、消费者等环节，以及食品营养健康相关的教育服务、培训服务、技术输出服务、咨询服务、检测服务等相关行业，共同构建成现代食品营养与健康产业体系。

8.4.2 消费者日益增长的消费需求

北京作为一线城市，居民面临工作节奏快、生活压力大等问题。由于不少居民的膳食营养健康知识不足，且受到不良生活习惯的影响，使得肥胖、心脑血管疾病以及糖尿病等慢性非传染性疾病患病人数剧增，发病率呈逐年上升趋势。据调查显示，大部分消费者愿意通过"食补"的方式来改善健康状况，对于营养健康食品有较为强烈的消费需求。在目前消费升级的大趋势下，随着居民收入的不断提高以及对于生活品质的追求，越来越多的消费者愿意购买更加优质的食品来提升自身健康状态和生活质量。同时，不同人群对于营养健康食品产生的差异化需求将会引发产品的进一步完善和革新，进一步扩大市场需求。此外，随着老龄化的加剧以及"二胎"政策的颁布，特殊人群日益增长的营养健康需求也为食品营养健康产业创造了巨大的机遇。

8.4.3 自主创新能力日趋增强，企业成为技术创新的主体

北京食品营养健康产业的发展需要建立以企业为主体、市场为导向、政产学研相结合的自主创新体系，其中关键是使企业成为技术创新的主体。参考食品工业发展情况，2014年，北京食品工业（不含烟草制品业）中规模以上食品企业研发人员约2859人，企业研发人员全时当量为2184人/年，企业研发经费支出为66 664万元。其中，来自政府的科研资金为1982万元，占总量的3.0%；来自企业的科研资金为64 555万元，占总量的96.8%；其他科研资金为127万元，占总量的0.2%。数据表明，北京食品工业企业已逐渐成为技术创新的主体，技术创新也为北京的食品工业带来了良好的经济效益，2014年食品新产品销售收入达834 554万元（见表8-3）。所以，作为科技创新的主体，北京的食品企业为食品营养健康产业的创新发展奠定了坚实的基础。

表 8 – 3　2014 年北京规模以上食品工业企业研发活动基本情况

研发指标	农副食品加工业	食品制造业	酒、饮料和精制茶制造业	共　计
研发人员（人）	810	1047	1002	2859
研发人员折合全时当量（人/年）	586	757	841	2184
政府资金（万元）	815	886	281	1982
企业资金（万元）	25 389	25 827	13 340	64 555
其他资金（万元）	84	43	—	127
研发经费内部支出（万元）	26 288	26 755	13 620	66 664
新产品产值（万元）	308 732	227 908	250 483	787 123
新产品销售收入（万元）	303 459	242 373	288 722	834 554

资料来源：《北京统计年鉴（2015）》。

8.4.4　京津冀一体化是北京食品营养健康产业创新发展的良好机遇

在北京地区食品行业生产外迁的整体趋势下，河北、天津良好的食品工业生产基础和水平有能力进一步支持北京食品营养健康产业的创新发展。同时，受北京地区疏散非首都核心功能，产业结构调整，生产企业、工厂外迁等政策的影响，北京地区的食品工业的产值和增长放缓，进入平稳期。2014 年北京规模以上食品工业（包括农副食品加工业，食品制造业，酒、饮料和精制茶制造业，不含烟草制品业）企业总产值为 853.3 亿元，占北京地区生产总值（2014 年北京 GDP 为 21 330.8 亿元）的 4.0%，比上一年增长仅 0.5%。就全国而言，2014 年全国规模以上食品工业（不含烟草制品业）企业总产值为 50 758.4 亿元，占全国国内生产总值（2014 年全国 GDP 为 636 138.7 亿元）的 8.0%。北京食品工业占比远低于全国水平主要是由于北京首都核心职能等政策导向，食品生产企业发展受限，导致北京地区在食品营养健康产业的生产方面不具备优势。

在京津冀协同发展战略下，河北、天津的食品工业生产规模和水平是北京食品创新发展的良好机遇。2014 年河北省规模以上食品工业（不含烟草制品业）企业生产总值为 3653.6 亿元，占河北省生产总值（2014 年河北省 GDP 为 29 421.2 亿元）的 12.4%，比上一年增长 7.5%（见图 8-1）。河北沧州渤海新区地处环京津、环渤海中心地带，现辖"一市四区"，包括黄骅市、中捷产业园区、南大港产业园区、国家级临港经济技术开发区和港城区，是目前我国沿海临港地区不可多得的"黄金"区域。从区域产业发展的角度而言，沧州渤海新区应协助承担北京和天津产业转移和科技成果转化任务，全力打造以食品加工、研发、商贸、物流为主导发展方向的绿色食品加工产业园区。

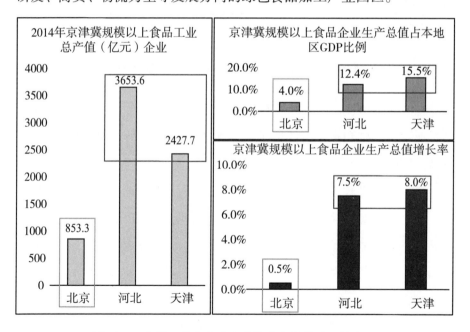

图 8-1　食品工业企业生产总值在京津冀地区的表现

资料来源：《中国食品工业年鉴（2015）》。

2014 年，天津市规模以上食品工业（不含烟草制品业）企业生产总值为 2427.7 亿元，占天津市生产总值（2014 年天津市 GDP 为 15 726.9 亿元）的 15.5%，比上一年增长 8.0%（见图 8-1）。可见，河北、天津的食品工业在规模和生产等方面都有较好的基础，并保持良好的增长态势。所以，在京津冀一体化的环境下，河北、天津良好的食品工业规模和生产水平，能够给予北京营养健康食品产业发展有力的支持。

8.5　北京食品营养健康产业创新发展的主要任务

8.5.1　优化北京市食品营养健康产业，形成"两头在内，中间在外"的产业结构

（1）北京食品营养健康产业创新发展模式

①优化食品营养健康产业创新发展闭环模式。食品营养健康产业创新发展的根本目的是满足居民的营养需求，改善居民的健康状况，进一步促进产业的整体发展。结合目前食品营养健康产业的战略发展目标和存在问题，本书创新性地提出食品营养健康产业创新发展的产业环模式。在环状模式中将消费者需求作为一个重要组成，形成以挖掘消费者需求为起始，满足消费者需求为末端，并联动整体的往复循环的创新发展模式（见图 8-2）。图 8-2 中，食品营养健康全产业环的主体是深色部分，包括消费者、食品原料、食品生产加工、产品包装、仓储、物流、营销推广七个环节。此外，还有服务于各个环节与食品营养健康相关的咨询、检测、认证、技术输出、教育培训等行业，来促进整个产业环的整体发展。这七个环节形成了两向循环，图中的逆时针内圈循环是研发需求循环，顺时针外圈循环是产业运作循环。

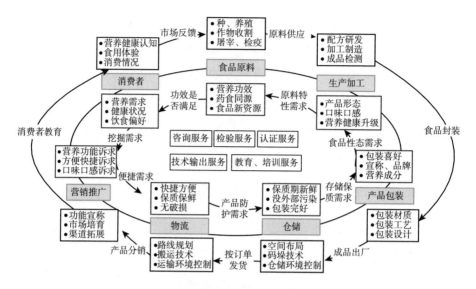

图 8 - 2　食品营养健康产业创新发展全产业环模式

资料来源：中粮营养健康研究院消费者与市场研究中心。

目前设计的研发需求循环（内圈）与传统的食品开发思路有所不同。传统的食品开发思路是从拥有的食品原料和生产加工技术入手，考虑已有原料和技术能够生产什么样的产品，然后再进行相应的营销推广。但这种食品开发思路的风险和弊端也较为明显。第一，这类新产品开发出来，需要大量的营销推广投入，进行消费者教育，培养消费者对产品的消费习惯。第二，消费者需要一个从无到有的观念转变，才能使新产品在市场上立足。一旦市场培育不足，或者产品与消费者需求有偏差，就会面临产品退市的风险。

所以，在食品营养健康全产业中，采用研发需求循环（内圈）的研发创新模式，是以消费者为起始点，通过了解消费者的健康状况、饮食偏好和营养需求，明确消费者对于营养功能、方便快捷、口味口感等方面的产品诉求，来寻找作为新产品开发的目标及其上市时营养推广的利益点。当前消费者对营养健康食品的方便快捷需求较为强烈，所以要求物流环节能够满足消费者快捷方便、保质保鲜和无破损的需求。这不仅需要在物流环节对产品进行防护，还需要在仓储环节注意产品保质期新鲜、包装完好、无外部污染带入等问题，以及包装环节能够达到储存保质的要求。此外，产品包装还要满足消费者对包装、品牌、宣称，以及营养成分信息等需求。在生产加工环节，需要满足消费者对产品形态、口味口感、营养健康等方面的需求。据此，对生产所需的技术和内容进行合理规划。为达到某些营养健康功效，则需要从原料环节进行匹配。除了常用食品原料的营养健康升级，还应从药食同源和新食品资源方面研究能够满足消费者营养健康功效的食材，配合其他产业环节，开发新产品。

基于研发需求环的调研分析，解决了产品研发的各环节需求，特别是食品原料和生产加工技术需求，然后按照产业运作循环（外圈）进行运作。首先，根据消费者需求的产品设计，在食品原料环节进行原料收集，包括种植、养殖、作物收割、屠宰、检疫等步骤。然后供应给食品生产加工环节。在食品生产加工环节，在完成产品配方研发和技术准备的基础上，进行加工制造。同时，在生产中进一步探索产品的营养健康升级，之后生产成品封装进入包装环节。根据消费者需求和产品特性，采用适合的包装材质、包装工艺和包装设计等，然后产品出厂，送往仓库进行储存。仓储环节，应根据营养健康食品企业的生产和销售区域，进行仓储的空间布局规划。在保证产品的及时有效供应的同时，应节约经营成本。其次，对仓库的环境进行控制，控温控湿，保证环境清洁卫生，避免鸟兽鼠蚁等外部污染。仓储的码垛等技术应用，也会大大降低营养健康食品的破损等，降低成本和安全隐患。之后按订单发货，进入物流环节。合理的路线规划能够降低运营成本，合格的搬运技术能够减少营养健康食品的破损，适当的运输环境控制能够维持食品的保质保鲜。之后进入营销推广环节。根据消费者需求，遵循法律法规，进行适合的产品功能宣称，进行市场培育的同时，拓展销售渠道。通过营销推广方式进行消费者教育，改变并提升消费者的营养健康认知，从而改变其消费行为，培养其消费习惯，并根据消费者的使用体验等改进产品。最后，再根据消费者的新需求，进行产品创新开发，实现研发需求环和产业运作环可持续性的良性循环。

②基于产业环模式的北京食品营养健康产业创新发展重点环节。上文根据北京地区食品营养健康产业创新发展现状和存在的问题，设计并构架了食品营养健康产业发展的闭环模式，北京地区食品营养健康产业可参照这一模式进行规划。当然，由于北京地区的优势在于科技实力、人才队伍、创新能力和市场潜力等方面，而农业种植养殖、食品生产制造等环节在资源和政策等方面的限制较多，"科研和市场两头在内，生产制造中间在外"的产业结构也将成为一种必然。综合考虑产业环模式和当前的产业结构，北京食品营养健康产业发展的重点环节应包括研发需求内圈各环节的科技创新与技术开发，以及产业运作外圈的营销推广和消费者研究环节，以及产业发展相关的咨询、检测、认证、技术输出、教育培训等服务环节。而食品原料种植养殖、食品生产制造和物流等环节，可在京津冀一体化发展的推动下，与天津、河北等地协同进行。

（2）北京食品营养健康产业京津冀协同发展布局战略规划

北京食品营养健康产业的发展，一方面要破除体制机制束缚，将种植业、养殖业、农产品加工业、食品加工业、废弃物再生利用等产业环节高效集成，形成复合型的循环经济产业环体系；另一方面要从政策上鼓励食品营养健康相关企业走出北京，去外省，甚至走出国门，以"公司＋基地＋农户"的模式建设现代化种植业、养殖业基地、人工牧草基地，形成研发和营销在北京的"两头在内、中间在外"的模式。北京正在朝着建设综合性国际大都市的目标迈进，不应该也不可能成为一个纯消费性的城市。北京应按照京津冀一体化的要求，努力发展领先的、安全的、快捷的、健康的、有特色的食品营养及健康产业，带动京津冀食品产业发展，为京津冀都市圈居民的食品营养提供安全健康服务。

京津冀一体化协同发展，将有效促进产业聚集和提高规模经济效应，推动区域经济快速发展和提升区域参与全球竞争的实力，为营养健康食品产业的发展创造良好的外部环境，有助于北京营养健康食品企业突破资源环境的刚性约束，而且将极大缓解生产成本不断攀升的巨大压力。具体规划如下。

①北京食品营养健康企业生产基地向天津、河北转移。河北省内环京津，辖11个地级市，面积18.85万平方公里，具备承接北京食品营养健康产业转移的地域优势。北京周边现有省级以上开发区210家，目前已整合40个平台和载体（涵盖65个开发区），做好了承接北京食品营养健康企业转移的准备。北京市政府应积极支持相关产业向京外区域转移，努力推动产业向天津、河北扩展（见图8-3）。

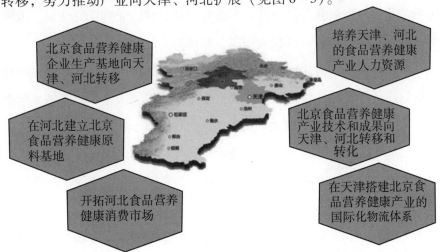

图8-3 京津冀食品营养健康产业创新发展战略布局

资料来源：中粮营养健康研究院消费者与市场研究中心。

②在河北建立北京食品营养健康原料基地。河北是农业大省，食品生产原材料充足，价格相对低廉。2012 年，河北粮食产量为 3246.6 万吨，油料 142.8 万吨，肉类产量 442.9 万吨，奶类产量 479.0 万吨（见表 8 - 4）。北京以农副产品为原料的营养健康食品生产企业可向原料生产基地迁移，实现原料供给、加工生产及产品销售一体化。

表 8 - 4　2012 年京津冀食品工业主要原料产品产量

单位：万吨

地区	粮食	肉类	油料	奶类
北京	113.8	27.3	1.3	65.1
天津	161.8	33.9	0.6	67.9
河北	3246.6	343.0	142.8	470.4

资料来源：《北京安全食品产业链与产业聚集关系研究》。

③开拓河北食品营养健康消费市场。据全国第二次土地调查数据显示，河北户籍人口 6700 万人，常住人口 7280 万人，是一个巨大的消费市场。北京的食品营养健康产业有较好的信誉度，受到广泛认可。北京的食品营养健康企业可以扩大产能，布局更大的消费市场。

④培养天津、河北的食品营养健康产业人力资源。随着新型城镇化建设的推进、土地规模化经营以及土地流转政策的实施，越来越多的劳动者从传统农业生产中脱离，为食品营养健康产业提供充足的人力资源。北京食品营养健康相关企业开始向农村转移，向津冀转移，可以吸纳当地的劳动者，推动所在地的产业化，为农民增收致富提供机会。

⑤北京食品营养健康产业向天津、河北进行技术转移和成果转化。北京集聚了全国最密集的科技创新资源，京津冀一体化可以打破区域封锁和市场藩篱，使北京食品企业和科研院所有更多的机会大力推进营养健康相关的科技创新成果，把自己的优势通过各种形式转让给河北、天津的同行，促进京津冀食品工业的共同发展。

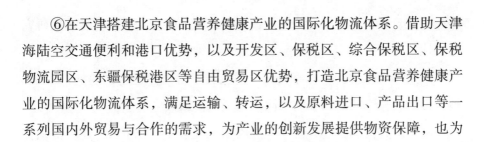

⑥在天津搭建北京食品营养健康产业的国际化物流体系。借助天津海陆空交通便利和港口优势，以及开发区、保税区、综合保税区、保税物流园区、东疆保税港区等自由贸易区优势，打造北京食品营养健康产业的国际化物流体系，满足运输、转运，以及原料进口、产品出口等一系列国内外贸易与合作的需求，为产业的创新发展提供物资保障，也为北京食品营养健康产业的国际化市场开拓提供支持。

（3）加大科技研发投入力度，增强科技成果可落地性

北京食品营养健康产业的创新发展，需要科技创新来推动。科技创新主要从自主创新和引进吸收再创新两个方面努力。现代食品生产技术的快速发展，也要求营养健康食品在生产过程中要推广使用现代高新生产技术，如膜分离技术、微胶囊技术、超临界流体萃取技术、生物技术、现代分析检测技术等现代加工技术，来提高生产效率，确保产品纯度。同时，要加强对营养健康食品领域基础研究，从微观水平上掌握营养健康食品的具体功效成分及其作用机理，针对我国人口特点明确有效成分，从根本上把握新产品开发的自主能力。另外，还需要根据不同人群的需求进行以解决方案为核心的应用技术研究。特别是结合营养科学、合理饮食以及营养健康食品的使用开发研究，构建完善的食品营养健康促进服务体系平台。此外，也需要开发和引进先进的研究设备和生产设备，特别是食品营养健康技术条件和方法方面的高水平设备。

①基础研究内容及方向创新。开展营养健康食品源头创新研究，重点研究膳食功能因子作用机制及机体需求，以及肠道微生态膳食调控与健康关系等，为新型营养健康食品研发提供理论依据。具体内容包括以下四个方面。

一是系统开展人类肠道微生物宏基因组学与人类营养代谢组学的理论研究，明确膳食功能因子作用机制及机体需求、肠道微生态膳食调控与健康关系。

二是基于我国居民的生理特点有针对性地对营养健康食品有效成分

进行研究分析，开发符合我国国民体质的营养健康食品，增强基础研究自主性。

三是深入探讨食物营养成分、功能因子对人体靶基因表达的影响，阐明食品成分、功能因子的协同作用及其健康效应。

四是研究传统膳食、营养与健康相互关系，从分子水平认识传统膳食中功能因子或营养素的协同作用，利用现代食品加工技术开发新型的营养健康食品，为实现营养靶向设计奠定坚实的理论基础。

②关键技术创新。系统开展营养健康食品创新关键技术与装备研究，突破功能因子高通量筛选与绿色制备、功能因子稳态化及高效释放与吸收、食物营养靶向设计，以及食品营养与功能评价等关键技术。具体内容包括以下三个方面。

一是对精准营养食品制造理论与关键技术进行开发研究，重点突破生物组学技术（人类健康基因组学、肠道微生物宏基因组学、人类营养代谢组学和食材营养功能组学等）、大数据分析和营养靶向设计理论与技术、生物活性因子靶向分离与萃取技术、功能因子分子修饰与靶向递送技术、活性物质稳态化缓释与品质风味分子修饰技术、营养食品精准制造和3D制造等共性关键技术。

二是研究食品加工与贮运过程中组分结构功能与营养品质关系及调控机制，深入挖掘食物原料及制品中碳水化合物、蛋白质、脂质和生物活性物质等组分的营养结构特性与功能关系。研究食品加工过程中物理、化学及生物等加工方式对食品组分结构及营养功能影响及调控机制。研究食品在贮运过程中营养物质代谢、劣变和腐败损耗的发生规律、减损机理和调控机制。

三是食品加工制造关键技术装备和工程化成套装备开发与示范：开发营养健康类食品的智能化绿色制造系统与开展环保型健康食品绿色包装材料研究。集成开发营养健康类食品工业化的规范标准、高效节能和智能控制的专用成套装备。

③加工生产研发装备创新。以开发适合营养健康食品研发的配套装备为目标，坚持自主开发与引进吸收相结合，提高装备集成创新和引进消化吸收再创新的能力。重点研发具有良好理论基础设备，增强设备完善与革新的可落地性。目前，大部分食品生产企业仍属于劳动密集型。实现生产装备工业化生产全自动控制，有助于提升生产效率，降低人工成本。最后，扩展视野，发掘其他行业装备的特点及可取之处，有效地进行技术迁移，提质增效，对食品营养健康产业进行生产设备革新。

④多元化发展集成创新。食品营养健康产业集成创新应重点发展内容的多元化，按照市场需求开发营养健康食品新产品，不拘泥于食品行业限制，大胆尝试新技术和新方法，实现创新性突破。促进新产品快速进入市场，在产品上市后利用大数据等技术对上市信息进行收集反馈，促进产品完善与迭代。同时，集成创新应着眼于产业开发的每一个环节，不仅要考虑主要产品的效果，还要考虑加工过程中如何减少污染等，来促使生产整体提质增效，促进企业可持续发展。加强生产过程中副产物的研究，提升产品附加值，延长产业链。社会资源集成创新方面，将生产不同营养健康食品企业的优势资源进行整合，以达到资源最大化、共享化以及互惠互利的目的。产业协同合作创新方面，营养健康食品企业应与高校和科研院所建立跨学科、跨国合作的技术和人才交流平台、网络平台以及协同创新平台，提高营养健康食品创新的整体效率。

⑤成果转化方式创新。产业化是成果转化过程中最重要的环节，需要研发人员在初期确定研发方向时对项目整体及可行性进行综合考量。在基础研究、产品研发以及集成创新的推动下，提高科技成果转化率。然后，重点关注涉及人群广、经济效益高的技术。同时，关注社会及人群需求。在我国老龄化问题日益加剧的社会大背景下，寻找如何针对这

一群体进行营养健康食品技术的转化方法，实现社会效益和经济效益的双赢。

（4）深入挖掘北京居民食品营养健康消费需求，丰富北京市场营养健康食品产品种类

①消费人群细分市场挖掘。随着居民消费水平的提高，对于消费食品的需求差异越发显著，营养健康食品的产品开发需要满足其差异化需求。根据年龄、性别、饮食状况、基因、健康状况、生理活跃水平等不同维度，以及职业特性、使用场景的差异，应提供个性化的营养健康食品解决方案。

基于医学与营养学的理论，针对中国人群特点，以不同人群机体营养代谢等基础研究成果为依据，开发针对不同人群需求的个性化营养健康食品。如按照生命阶段划分，开发孕产妇、婴幼儿、青少年、成年人、老年人等的个性化营养健康食品；从职业特征划分，开发军队人员、运动员、白领、考生等的营养健康食品；从食用场景上划分，还可考虑开发休闲、运动、加班等的营养健康食品，从健康状况上划分，还可考虑开发亚健康人群、慢性病高危人群、疾病患者等的特殊营养健康食品。此外，特殊环境工作人员和特殊人群的营养保健型食品和专用型健康产品也应囊括其中。

具体而言，研发和创制适用于不同人群的食品，可通过突破营养成分稳定化及高效利用技术，靶标预测及精准识别、高通量虚拟筛选及分子对接技术等关键技术；开展具有抗辐射、抗疲劳、快速恢复体力、调节睡眠、维持肠道菌群平衡等功能的食品功效成分有效性、剂量效应关系及其相互作用配方研究；制定低果蔬摄入、强辐射、高原缺氧、肠道菌群紊乱等人群精准营养需求；开发婴幼儿、运动人群、孕妇、中老年人、代谢综合征及慢性病患者等不同人群营养健康和特殊膳食食品；突破专用食品的减量化包装及食用前处理技术，开发舰船航海、航空航

天、野外科考、高原戍边等特殊环境人群专用营养食品。

②围绕普通食品营养健康功能提升的产品开发。由于目前的加工技术以及市场营销成本导致营养健康食品售价较高，从保障全面营养健康的层面来看，只有进一步提升生产加工技术，将普通食品营养健康化、普及化，才能够支持全面保障居民营养健康，由单一的补充发展为综合全面的补充。为此，应注重主食加工的研究。

在主食开发方面，我国物产及自然生态资源丰富，为营养健康食品的发展奠定了先天优势。在深度发掘传统食材及其副产物资源的同时，应充分利用和挖掘我国区域性和民族性特色资源中的有效成分，开发以主食营养健康化为基础，辅以普通食品多样化的营养健康食品具体，包括：主食类食品的适度加工，保持营养成分，如全谷物食品；去除食品中对特定人群健康不利的成分，如无麸质食品；从传统食材中发掘出特殊的功能成分，如葛根、茯苓等药食同源的原料；利用农产品加工副产物中功能活性成分，提高其附加值，如小麦胚芽油、米糠油等；实现生物转化的营养健康食品资源、地域和民族特色资源等多样化，以及相应的食品加工技术和配套设备的发展，如改善食品的口味口感相关技术及应用，改善含膳食纤维食品口感的技术，加工过程中营养成分保留的超高温灭菌技术等。

③发展营养强化食品、保健食品。根据机体衰老过程的一般规律，以及北京地区居民多盐、多糖、多高脂肉类而少谷物和膳食纤维，以及好饮酒的饮食习惯，建议开发调节不同身体器官和部位生理机能的营养健康功能性食品和保健食品；并根据饮食习惯开发相应的"营养增减"类食品，如添加膳食纤维的营养强化食品、低脂低热低糖类食品、低度数酒类饮料等；还应根据北京地区居民的慢性疾病、雾霾等健康问题，推出针对糖尿病、心脑血管疾病、恶性肿瘤、呼吸系统疾病、肝病等特膳食品，满足特殊人群的需求。

④北京传统食品创新。应遵循北京饮食的地方特色，开发有功效性的北京传统的和特色的食材原料来进行特色营养健康食品的创新，如药食同源的食品原料制成的营养健康食品。此外，根据北京丰富的历史文化底蕴，在继承古方古法的基础上，进行改良和创新，开发具有北京特色的营养健康食品。

⑤合理规划产品层次。目前，营养健康食品层次差异在于品牌、技术和价格三个方面。应基于人口结构、居民需求和收入水平等，合理规划营养健康食品的结构，在保证民生的同时，满足部分消费者高端化的营养健康食品的需求，避免结构性过剩。推进营养健康化基础食品来保证民生，建议推广谷物、食用油、乳制品、糖类制品、调味品、肉类制品、水产制品、果蔬、坚果制品等。同时，在营养健康食品消费升级和国际流行趋势方面，有针对性地打造高端营养健康食品，来满足高端人群的需求。依靠品牌积累和技术突破，在政策和资金上引导企业把加强技术进步作为企业的核心战略内容。只有走技术创新这条道路，才能使企业不仅实现低端产品市场的规模销售，还能获得高端产品市场的高利润。

8.5.2　促进北京食品营养健康产业商业模式创新

食品营养健康产业应向以消费需求引发为目标的高端服务方向转型，产业链进一步向包括培训、教育、金融、法律、咨询等相关服务端延伸，并且服务对象也应从个人服务向民众普及式服务拓展，利用社区、新型媒体做到全员覆盖，充分发挥服务行业在食品营养健康产业中的重要作用。

（1）传统营养健康消费模式存在的问题

一般来说，消费者自身健康状况的客观需要和所掌握健康知识的主观需求诱发了消费者在营养健康方面的消费动机。所以，传统的营养健康消费模式（见图8－4）是消费者通过专业医院或体检机构了解到自

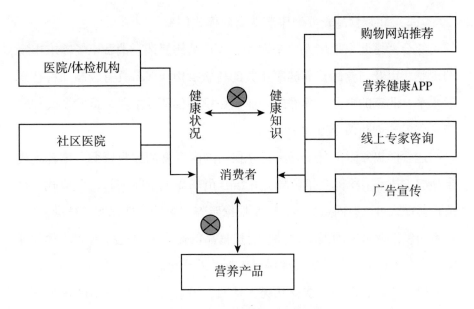

图 8-4　传统营养健康消费模式

资料来源：中粮营养健康研究院消费者与市场研究中心。

身的健康状况，进而产生营养健康消费需要，然后进行营养产品的购买；或者通过购物网站推荐、营养健康 APP、线上专家咨询和广告宣传等渠道了解到营养健康知识，产生购买动机，从而刺激消费。

但是，传统营养健康消费模式存在以下问题：第一，消费者对自身营养健康状况的认识和自身营养健康知识不匹配。消费者从医院或体检机构获取了自身的健康状况信息，但可能并不了解通过合理膳食等来改善其健康，导致健康状况恶化。第二，消费者购买的营养健康产品和自身实际需求不匹配。部分消费者具有一定的保健意识，也会通过上述推广渠道了解营养健康知识并购买营养健康食品，但由于消费者了解的营养健康知识并不系统，甚至是片面的，所以其购买的营养健康食品未必适合其身体状况，甚至适得其反。所以，在信息不对称的情况下，传统模式无法针对个体消费者解决其营养健康需求。

（2）北京食品营养健康产业商业模式创新

综合考虑北京地区人口基数大、人口结构复杂、消费市场需求丰富的现状，以及与食品营养健康相关的科研机构众多，具有较高的科技研发水平，北京的食品营养健康产业商业模式创新应主要从运营模式创新与合作模式创新两个方面来着手。

运营模式方面，企业应该充分利用国内丰富的原料资源，结合现代食品加工技术，积极开拓市场，并结合市场需求不断创新运营模式。目前运营模式可以有两点突破：一是根据营养需求的个性化实行精准营销。随着居民消费水平的提高，对于消费食品的需求差异越发显著。营养健康食品的产品开发和营销需要满足人群的差异化需求（见图8－5）。企业需要根据年龄、性别、饮食状况、基因、健康状况、生理活跃水平、职业特性、使用场景的差异，提供个性化的营养健康食品解决方案。二是传统渠道和电子商务销售并行发展。从目前的电子商务发展状况来看，互联网技术的快速发展能够极大地节省企业的成本，提高企业的商务效率。消费者的食品购买习惯也因电子商务而发生了巨大转变，线上食品的销售额持续大幅增长。所以，企业应该继续发展和完善适合营养健康食品的电子商务销售模式，增强在物流、信息化、人才等后台建设方面的实力，促进自身长远发展。从目前消费者调查的数据来看，在实体店购买的比例仍然超过线上购买，实体店仍然保留较大的体量优势，但在电商快速发展的冲击下，实体店经营在未来发展的过程中依旧面临较大挑战。目前部分产品的连锁店运营良好，体系完善，在消费群体中具有良好口碑。此外，有大量中老年消费者仍然习惯线下购买。因此，企业在重视电商发展的同时，也要努力维持并积极完善传统销售渠道，实现大健康概念中的数字健康和食品行业结合的模式。

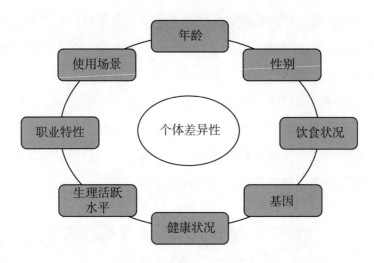

图 8 - 5　根据居民营养需求的个性化实行精准营销

资料来源：中粮营养健康研究院消费者与市场研究中心。

合作模式方面，应积极倡导政府与企业的合作创新商业模式。政府根据自身的资源优势，可以为营养健康食品企业提供发展方向与相应的资源、政策等方面的支持，扶持营养健康食品产业的发展。例如，可以建立政府协调下的产学研协同合作机制：建立相关政府部门协调，协同食品领域相关协会、学会、大专院校、科研院所、企业和产业技术创新联盟等共同参与的联合协同创新机制。政府可以打通科研机构和食品企业交流沟通的渠道，通过协会、联盟组织、共创平台等方式帮助食品企业攻克技术难题，食品企业帮助科研机构实现成果转化的互助双赢模式，来进一步推动技术创新发展，推进联合协同创新机制建设，形成适应科技体制与科技计划改革新制度的项目管理与运行新机制，实现产学研的良性循环。

8.5.3　加强以社区为核心的食品营养健康信息平台体系建设

实现个性化精准营销以及政府和企业的有效合作，需要打破信息不对称的壁垒，实行有效的信息互通和分享。加强北京食品营养健康产业信息化建设，建立针对北京居民的营养健康信息平台体系，如居民营养健康相关信息数据库等，为政府明确消费引导方向、企业确定产品研发方向和食品营养健康知识宣传渠道等方面的决策提供支持。

构建多维营养健康生态闭环，整合数据收集分析、身体健康检测、食品产品供应、营养健康咨询等多个维度，通过社区健康中心直接服务消费者的综合平台，以消费者的健康状况为起点，到满足消费者的营养健康需求为终点，形成闭环，具体如图8-6所示。

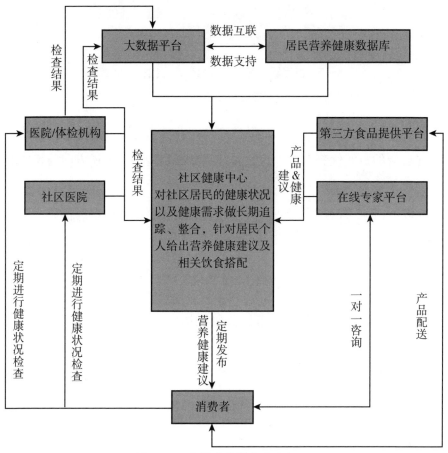

图8-6 多维营养健康生态闭环

资料来源：中粮营养健康研究院消费者与市场研究中心。

首先，消费者在专业医院、体检中心或社区医院定期进行健康状况检查，将检查结果上传到居民营养健康数据库，并以社区为单位将健康检查结果发送至各社区健康中心。将居民营养健康数据库与大数据平台有机结合，将消费者的健康状况与大数据平台中消费习惯等相关信息连通起来，通过大数据分析，找出不同特征人群影响其营养健康的因素和规律，针对个人出具健康指导报告，并将这些发现报告给各社区健康中心，由社区服务平台整合为消费者提供个性化营养健康建议。

在营养健康产品和服务的提供端，第三方营养健康食品产品平台可以直接根据消费者的需求将营养健康食品直接送到消费者手中，也可以通过与社区健康中心合作，个性化地为消费者提供营养健康食品。营养健康在线专家咨询平台可以根据消费者的营养健康问题直接将相关建议提供给消费者，也可以通过社区健康中心整合专业的营养健康咨询建议，为消费者提供全面系统的营养健康建议。

社区健康中心在闭环体系中整合营养健康相关的多方资源，针对居民个人给出营养健康建议、相关饮食搭配，以及其他营养健康相关的整体方案，并提供营养健康食品和服务。然后，对社区居民的健康状况以及健康需求做长期追踪和检测，及时根据消费者的营养健康状况变化做出相应调整，目的是保证社区居民持续的健康状态。

8.5.4　维护北京本地品牌优势，塑造营养健康强势品牌

继承并发挥北京本地食品知名品牌优势，高度重视品牌战略，通过有效的市场营销策略塑造食品营养健康企业强势品牌。增强品牌内涵，进一步增加品牌价值以及品牌生命力。北京本地食品饮料及老字号的餐饮企业可以通过改善产品线结构，提升产品与服务的营养健康内涵，增加产品与营养健康相关度，完善消费者对于品牌的认知，塑造营养健康的品牌形象，打造具有全国影响力的食品营养健康强势品牌。

在品牌的维护和塑造方面，需要企业在保证产品生产装备能力和产品质量水平的基础上，增强企业保护品牌知识产权意识，避免出现企业进一步发展后的品牌纠纷；加大北京本土品牌传播力度和宣传区域，运用多种传播方式（如电视广告、平面广告、网络宣传等）组合宣传，突出北京品牌地区和文化特征，提高北京本地品牌的影响力的辐射范围；增强品牌创新意识，通过品牌创新使品牌适应新市场环境，保持品牌影响力，丰富产品内涵，提升本地消费者的品牌忠诚度。

2016年，中国品牌价值500强评审委员会揭晓的第十届中国品牌价值500强榜中，北京上榜食品相关品牌共有11个，品牌价值超过3600亿元，在食品行业中具有较大的品牌影响力（见表8-5）。其中，除了食品加工企业外，还包含全聚德、西贝和东来顺三家以餐饮为主营业务的企业。餐饮行业属于食品营养健康产业的服务端范畴。这些北京知名餐饮品牌着力打造重视营养健康的品牌形象，不仅注重餐饮产品的"色香味"，还注重与时俱进地加强产品的营养价值和文化价值，扩大品牌影响力，引领北京地区餐饮行业朝着营养健康的方向发展。

表8-5　2016年第十届中国品牌价值500强榜北京上榜食品相关品牌

品牌名称	品牌价值排名	品牌价值（亿元）
中粮	18 位	1214.72
加多宝	48 位	543.66
同仁堂	59 位	451.22
雪花啤酒	75 位	404.15
长城	129 位	239.19
燕京啤酒	137 位	230.15
全聚德餐饮	208 位	163.11
汇源	220 位	155.12
西贝	381 位	90.32

续表

品牌名称	品牌价值排名	品牌价值（亿元）
吴裕泰	408 位	85.21
东来顺	498 位	60.75

资料来源：2016 年第十届中国品牌价值 500 强。

8.5.5　加速食品营养健康高新科技产业园区建设

产业集群的培育和发展已逐渐成为城市经济发展以及区域经济中具有高度战略意义的重要手段，北京地区食品营养健康产业的崛起需要增长能力较强的战略支点和辐射源。在产业集群发展过程中，人力资源与资本不断向区域聚集，产生明显的生产力效应。在这种效应循环机制下，在各种作用的助力中，产业发展能够促进区域经济发展。地方经济通过产业集群这一支点，构建优势互补、互利多赢、联动发展的区域合作机制，积极推动和着力打造区域共同市场，加强与周边区域的合作，实现扬长补短、互动互促、共同发展。在北京食品营养健康产业发展过程中，以未来科技城地区为中心，建设食品营养健康研究相关的企业及科研院所集群，结合北京市食品营养健康龙头企业发展规划，产生产业发展区域优势，形成以企业为主体的创新研发的行业带动效应。同时，通过区域聚集效应，在世界范围内产生积极影响，吸引国外相关行业的关注，在全球范围内集聚食品、营养健康及营养健康服务相关企业的研发创新力量。

8.6　北京食品营养健康产业创新发展的保障措施

8.6.1　完善法律法规

（1）完善行业监管体制

在食品营养健康行业内依法加强监管，增强行业监管透明度，发挥行业协会及其他社会团体监督作用，建立以营养健康食品为主的全程监管模式。建议采用经济手段、法律手段和必要的行政手段相结合的方式，提高生产经营者行业道德水平。然后，通过市场机制引导企业规范发展，加强对于企业诚信的监督。同时，严格准入门槛，针对产品特点进行分类管理，加强营养健康食品标准体系建设。

（2）加强知识产权保护

具有原创性的食品营养健康产品研发投入大，周期长，且容易被仿冒，导致企业的积极性不高。为保障企业的研发积极性，提高产品竞争力，政府有关部门应不断加大对各种知识产权侵害的处罚力度以及对假冒伪劣产品的打击力度，并加强对各类研究及从业人员的职业道德和学术规范教育，从而保证营养健康食品行业健康有序地发展。

8.6.2　完善科技创新体制

政府要引导营养健康食品企业加强和完善食品营养健康相关的科技机构建设，加大对科技机构的扶持力度。充分利用自身科技机构进行科技研发和技术创新，促进知识和技术协同创新，促进企业、大学和研究机构之间的协同合作，把大学和研究机构的人才培养和科学研究成果融入社会经济发展中去，参与到"以企业为主体，以市场为导向，产学研相结合的技术创新体系"的建设中去，积极承担企业发展过程中需要解决的重大科技问题，让企业成为真正意义上的创新主体。把握创新规律，铺就创新通道，构建产学研创新联盟。企业、大学和科研机构之间要形成资源共享、信息共享、技术共享的协同创新平台，促使市场需求信息和大学研发机构的研发信息之间的整合，建立三方合作，优势互补，推进产学研一体化，促进食品营养健康相关的科技成果向现实生产力的快速转化。

8.6.3　优化研发投入结构

政府应加大基础研究投入力度，重视原创性专业基础理论突破，加强食品营养健康科学基础设施建设，保证基础性、系统性、前沿性技术研究和技术研发持续推进，强化自主创新成果的源头供给。政府有关部门要准确把握重点领域科技发展的战略机遇，选准关系全局和长远发展的战略必争领域和优先方向，构建高效强大的共性关键技术供给体系，实现关键技术重大突破；设立政府专项基金，对符合条件的中小企业研发活动进行适当补贴；改革企业收入分配政策，完善企业股权和期权等收益分配政策，引导高层次人才向企业流动；鼓励高校和科研机构高层次人才与企业进行研发合作；采取优惠政策吸引海外高层次人员回国创业创新。

同时，优化研发投入结构，打破原有只考虑原料和生产加工可行性的传统食品制造思路，从北京居民的消费及使用需求角度综合考量研发方向，客观衡量现有产业链中的技术水平、资源等，建立完善的产业链技术、资源需求体系，再进行课题分解。最后，根据确立的课题，统筹安排基金，避免课题扎堆、重复申报等经费无效使用的情况，促进研发投入的高效利用。

8.6.4　优化人才队伍结构和激励机制

要抓紧培养营养健康食品产业及科技发展的不同层次的人才，应特别重视培养既懂科技又懂营销与管理的复合型人才，且加速培养一支适应未来营养健康食品产业发展要求的高水平的科研推广队伍；还要坚持走出去、引进来的方针，高度重视国内外人才的有计划流动和吸引国内外优秀人才来参与科研、生产和创业的优惠政策，形成开放、流动、人尽其才的用人机制；辅以改革人才的选拔和管理机制，真正使人才能够脱颖而出。最后，还要落实鼓励技术要素参与收益分配的政策，激励科技人才创新、创业。

8.6.5 充分发挥行业组织的积极作用

积极发挥行业组织在产业政策研究、标准制（修）订、品牌建设、国际合作交流和行业诚信自律等方面的重要作用。支持行业组织协调企业、高校及科研院所，组织开展技术合作与联合攻关。依托行业组织，协同组织单位建立产业创新平台，发挥行业组织在平台建设中的组织协调作用，建立保证行业创新发展能力的长效机制，形成平台中单位的协调互助效应。支持行业组织建立健全诚信自律制度，引导企业加强诚信体系建设。

8.6.6 加强落实教育引导与知识普及

（1）加强针对北京居民健康状况的营养健康教育宣传

北京政府部门、企业及相关行业协会应加大针对北京居民健康状况的营养健康教育宣传力度。目前，诸如心脑血管疾病、糖尿病等慢性病主要是由于居民膳食结构不合理导致的。权威部门和机构通过对公众进行健康意识教育和消费观念引导，改变营养健康科普工作滞后的情况，帮助北京居民树立正确的营养健康意识，避免"快速养生"等错误理念，营造良好的营养健康学习氛围，改善日常膳食中的不足，提升北京居民整体的营养健康氛围。

（2）规范市场宣传，避免错误导向

加强食品营养健康相关企业的销售模式监管，加强法律法规教育，营造企业守法经营、诚信经营的健康环境。增强企业营销及媒体从业人员的专业知识教育，避免对产品的错误宣传，使得老百姓对营养健康食品功效产生误解，影响消费者对营养健康食品的认知。打击各类夸大营养健康食品功效、虚假宣传、欺骗、坑害消费者的食品企业和个人，对生产和宣传不符合营养健康食品相关规定产品的食品企业进行处罚，对生产、销售、宣传推广假冒、质量不合格等营养健康食品的企业予以取缔，追究法律责任等。

（3）拓展营养健康科学知识的宣传渠道

从政府层面增强对民众食品营养健康相关科学知识的普及和教育，通过传统媒体和新媒体，如电视节目、报纸或微信公众号、营养健康APP 等，对居民进行营养健康知识的普及和教育。在起步阶段帮助消费者建立正确科学的营养健康饮食观，使消费者具备独立辨别信息真伪的能力。

8.6.7　完善产业创新平台发展扶持政策

发挥北京市国家科技创新中心的带动作用，政府需要积极推进食品营养健康创新平台建设，落实和完善创新型食品营养健康平台扶持政策，通过创新平台的建设增强资源利用率和平台协作效应。政府应努力协调金融机构和投资担保机构，改善和优化食品营养健康相关创新平台的融资环境，解决流动资金短缺难题；同时，设立创新平台投资和信贷担保基金，鼓励和引导投融资机构为科技型中小企业进行股权投资；鼓励食品和营养健康领域龙头企业带头形成平台示范效应；引导行业内协会和联盟的体制机制完善，建立起组织内部有效的信息互通，加强合作交流，提高协会和联盟的引领作用。

综上所述，北京营养健康产业具备良好的成长条件和发展潜力，拥有前沿的科学技术水平以及相对成熟的市场环境。同时，北京地区的消费者营养健康意识较高，具有一定的营养健康知识水平，对于营养健康食品有强烈的消费需求。在发展过程中，政府需要进一步发挥主导作用，明确产业发展方向与发展策略，对于食品营养健康产业中存在的问题，要加快法律法规的完善，为科技和产业发展提供良好的政策环境和资金支持；同时，加强消费者营养健康意识，加大营养健康知识的普及力度，如肿瘤、心脑血管疾病、糖尿病等慢性疾病预防与治疗的合理饮食等，从而促使消费者需求能够在消费过程中成为产业发展和创新的引导力量，推动北京市食品营养健康产业全面、高效、健康地发展。

参考文献：

1. 新华网.《"健康中国 2030"规划纲要》发布 ［N/OL］. http：// news. xinhuanet. com/health/2016 - 10/25/c_ 1119786029_ 4. htm.

2. 刘治，等. 中国食品工业年鉴（2011—2013）［M］. 北京：中华书局，2014.

3. 北京市统计局. 北京统计年鉴（2015）［M］. 北京：中国统计出版社，2015.

4. 北京市经济和信息化委员会. 北京市"十二五"时期都市产业发展规划［Z］. 2011.

5. 中商产业研究院. 2016 年中国营养保健品行业发展报告［N/OL］. http：//www. askci. com/news/dxf/20160405/140571870. shtml.

6. 张艳辉，李宗伟，陈林. 研发资金投入对企业技术创新绩效的影响研究［J］. 中央财经大学学报，2012（11）：65 - 69.

7. 北京市统计局. 北京统计年鉴（2016）［M］. 北京：中国统计出版社，2016.

8. 北京农学院都市农业研究所. 北京安全食品产业链与产业聚集关系研究［R］. 2015.